Praktische Aspekte der Heimbeatmung

UNI-MED

UNI-MED Verlag AG
Bremen - London - Boston

Knoch, Johannes; Randerath, Winfried J.:
Praktische Aspekte der Heimbeatmung/Johannes Knoch und Winfried J. Randerath.-
2. Auflage - Bremen: UNI-MED, 2023
(UNI-MED SCIENCE)
ISBN 978-3-8374-1651-0

Printed in Europe

UNI-MED. Die beste Medizin.

In der Reihe UNI-MED SCIENCE werden aktuelle Forschungsergebnisse zur Diagnostik und Therapie wichtiger Erkrankungen "state of the art" dargestellt. Die Publikationen zeichnen sich durch höchste wissenschaftliche Kompetenz und anspruchsvolle Präsentation aus. Die Autoren sind Meinungsbildner auf ihren Fachgebieten.

Vorwort und Danksagung

Seit dem Erscheinen der ersten Auflage des Buches „Praktische Aspekte der Heimbeatmung" sind weit über zehn Jahre vergangen. In dieser Zeit ist es zu einer Vielzahl von Veränderungen und Neuerungen gekommen, so dass es an der Zeit war, eine aktualisierte Auflage zu erstellen.

Im technischen Bereich stehen uns mittlerweile Beatmungsgeräte zur Verfügung, die nicht nur feiner auf die Notwendigkeiten der Patienten abgestimmt werden können, sondern auch Beatmungsmodi, welche gezielt z.B. die dynamische Hyperinflation bei Patienten mit COPD adressieren. Auch bei der Auswahl der Masken gibt es einige Neuerungen, die es ermöglichen, deutlich mehr Patienten gerecht zu werden. Um ein grundlegendes Verständnis hiervon zu erlangen und dies dann gewinnbringend für die Patienten einsetzen zu können, sind die entsprechenden Kapitel grundlegend überarbeitet worden.

Aber auch in der Versorgung der Patienten hat sich in den letzten Jahren einiges getan. Die Anzahl von Patienten, die in außerklinischen Pflegeeinrichtungen betreut werden, hat sich vervielfacht. Hiermit einhergehend ist eine breite Diskussion sowohl über rechtliche Aspekte wie die Finanzierung als auch über ethische Aspekte entstanden. Nicht zuletzt hat die COVID-Pandemie dazu beigetragen, ethische Fragestellungen in der Behandlung von schwerkranken und beatmeten Patienten in eine breite Öffentlichkeit zu tragen.

Als eine Folge hiervon ist das zum Erscheinungszeitpunkt noch junge „Intensivpflege- und Rehabilitationsstärkungsgesetz" (IPReG) verabschiedet worden, dessen Verständnis ein eigenes Kapitel gewidmet wurde.

Die Autoren und Herausgeber waren bemüht, den Lesenden das umfangreiche Themenfeld der Heimbeatmung möglichst umfassend und doch einfach und in einem zu bewältigenden Umfang darzustellen.

Dieses Buch richtet sich ausdrücklich nicht nur an Ärztinnen und Ärzte, die mit der Thematik vertraut sind, sondern an alle, die in der Klinik oder ambulant mit beatmeten Menschen Kontakt haben. Seien es die niedergelassene Pneumologin oder der Hausarzt, die erstmals eine Beatmungs-WG oder Patienten mit häuslicher Beatmung betreuen, oder Atmungstherapeuten und Pflegende in der Klinik und im außerklinischen Bereich.

Der größte Dank gilt den Autorinnen und Autoren, die mit großem Engagement und Freude spontan die Kapitel zu diesem Buch beigetragen haben. Sie haben so bereits im Vorfeld für viele spannende Gespräche und neue Eindrücke gesorgt.

Auch Frau Dr. Birte Peters vom UNI-MED Verlag Bremen gebührt größter Dank für ihre stets professionelle und immer freundliche und geduldige Unterstützung bei allen kleinen und großen Problemen, die so ein Buchprojekt mit sich bringt.

Wir hoffen, Sie werden das Buch mit Freude lesen und einige hilfreiche Anregungen daraus beziehen. Für Kritik und Anregungen oder Fragen wären wir sehr dankbar.

Solingen, im Oktober 2022

Johannes Knoch
Winfried J. Randerath

Autoren

Herausgeber

Dr. med. Johannes Knoch
Krankenhaus Bethanien gGmbH
Klinik für Pneumologie und Allergologie
Aufderhöher Str. 169
42699 Solingen

Prof. Dr. med. Winfried J. Randerath
Krankenhaus Bethanien gGmbH
Klinik für Pneumologie und Allergologie
Aufderhöher Str. 169
42699 Solingen

Co-Autoren

Dr. Jens Geiseler
Medizinische Klinik IV: Pneumologe, Beatmungs- und Schlafmedizin
Klinikum Vest
Betriebsteil Paracelsus-Klinik Marl
Lipper Weg 11
45770 Marl

Kap. 4.1., 9.

Dr. med. Simon Herkenrath
Ev. Krankenhaus Bergisch Gladbach
Ferrenbergstraße 24
51465 Bergisch Gladbach

Kap. 4.3.

Norbert Kamps
Medizinischer Dienst der Spitzenverbände der Krankenkassen (MDS)
Lützowstr. 53
45116 Essen

Kap. 10.

Dr. med. Johannes Knoch
Krankenhaus Bethanien gGmbH
Klinik für Pneumologie und Allergologie
Aufderhöher Str. 169
42699 Solingen

Kap. 3.

Priv.-Doz. Dr. Thomas Köhnlein
Pneumologisches Facharztzentrum Teuchern
Mitteldeutsche Fachklinik für Schlafmedizin
Markt 7
06682 Teuchern

Kap. 8.

Sebastian Leppelt
Krankenhaus Bethanien gGmbH
Klinik für Pneumologie und Allergologie
Aufderhöher Str. 169
42699 Solingen

Kap. 5.

Prof. Dr. med. Georg Nilius
KEM | Evang. Kliniken Essen-Mitte gGmbH
Am Deimelsberg 34 a
45276 Essen

Kap. 7.

Prof. Dr. med. Winfried J. Randerath
Krankenhaus Bethanien gGmbH
Klinik für Pneumologie und Allergologie
Aufderhöher Str. 169-175
42699 Solingen

Kap. 1.

Priv.-Doz. Dr. Florian Stehling
Pädiatrische Pneumologie und Schlafmedizin
Klinik für Kinderheilkunde III
Universitätsklinikum Essen
Hufelandstr. 55
45147 Essen

Kap. 6.

Matthias Schwaibold
Löwenstein Medical Technology GmbH+Co. KG
Südendstraße 42
76135 Karlsruhe

Kap. 2.

Dr. Stefanie Werther
Klinik für Pneumologie
Universitätsmedizin Essen – Ruhrlandklinik
Tüschener Weg 40
45239 Essen

Kap. 6.

Priv.-Doz. Dr. med. Michael Westhoff
Lungenklinik Hemer - Zentrum für Pneumologie
und Thoraxchirurgie
Theo-Funccius-Str. 1
58675 Hemer

Kap. 4.2.

Inhaltsverzeichnis

1. Pathophysiologie der chronischen Atmungsinsuffizienz

Die Einleitung einer häuslichen Langzeitbeatmung kann für den unter einer chronischen Atmungsinsuffizienz leidenden Menschen einen wesentlichen Wendepunkt in seiner Erkrankung bedeuten. Die Vorteile der Beatmung liegen auf der Hand: Sie sichert dem Patienten die verlorengegangene Funktion zu atmen, also das Überleben. Darüber hinaus kann sie eine wesentliche Verbesserung der durch die Krankheit eingeschränkten Lebensqualität bringen [1-3]. Dennoch stellt die dauerhafte Beatmung für den Patienten eine erhebliche Umstellung seiner bisherigen Lebenssituation dar. Häufig macht sie die umfassende oder gar ständige Betreuung durch Angehörige oder Pflegefachkräfte notwendig, ist mit Einschränkungen der Mobilität und lokalen Nebenwirkungen verbunden. Nicht selten muss die Beatmung über einen künstlichen Zugang zur Luftröhre, eine Tracheotomie, erfolgen, was die Fähigkeit zu husten und zu sprechen einschränkt und Infektionen begünstigt [4]. Daher wird die Einleitung einer dauerhaften künstlichen Beatmung an strenge Indikationskriterien gebunden. Nur wenn alle medikamentösen oder operativen Maßnahmen nicht ausreichen, sollte eine Beatmungstherapie erfolgen.

Im ersten Abschnitt dieses Buches sollen nun grundlegende Begriffe diskutiert werden, die zum Verständnis der chronischen Atmungsinsuffizienz und der Beatmungstherapie notwendig sind. In den weiteren Abschnitten werden einzelne Krankheitsbilder, Beatmungsverfahren, Aspekte der Beatmungspflege, aber auch ethische, versorgungsrechtliche und organisatorische Fragen angesprochen.

1.1. Hypoxische und hyperkapnische Atmungsinsuffizienz

Sehr vereinfacht erfüllen Lunge und Atemwege zwei wesentliche Funktionen: Zum einen leiten und bewegen (pumpen) sie die Atemgase in den Brustkorb hinein oder heraus, zum anderen tauschen sie Sauerstoff (O_2) und Kohlendioxid (CO_2) zwischen Blutsystem und Umgebung aus. Über den Austausch des CO_2 beeinflusst die Lunge auch den Säure-Basen-Haushalt.

Es kann also zwischen den Funktionen der Atempumpe und des Gasaustausches unterschieden werden. Diese sehr einfache Einteilung führt zu den beiden unterschiedlichen Grundformen des Atmungsversagens, also der Atmungsinsuffizienz:

- Störungen der Atempumpe vermindern das Volumen, das in der zur Verfügung stehenden Zeit geatmet werden kann (Atemminutenvolumen). Sie beeinträchtigen nicht die Fähigkeit der Alveolen, O_2 aufzunehmen oder CO_2 abzugeben, verhindern jedoch, dass das aus dem Blut in die Alveolen gelangte CO_2 abgeatmet werden kann. Eine Verminderung des Atemminutenvolumens macht sich somit mit einem Anstieg des CO_2-Partialdruckes im arteriellen Blut ($PaCO_2$) bemerkbar. Das Versagen der Atempumpfunktion führt also zur **hyperkapnischen Atmungsinsuffizienz**.

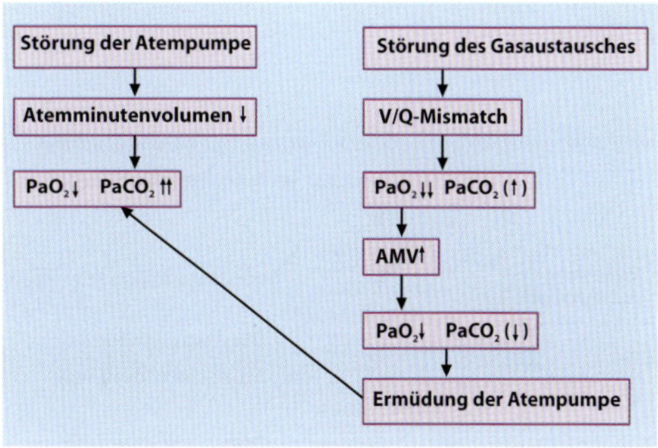

Abb. 1.1: Hyperkapnische und hypoxische Atmungsinsuffizienz.
Störungen des Gasausaustausches (rechter Teil der Abbildung) bewirken zunächst eine hypoxische Atmungsinsuffizienz. Die Reaktion des Körpers auf den Sauerstoffmangel besteht jedoch in einer Hyperventilation, die die Kapazität der Atemmuskulatur überschreitet und so zur Überlastung und Ermüdung der Atemmuskulatur führt. So kommt es auch bei der hypoxischen Atmungsinsuffizienz mittelfristig zur Hyperkapnie. Demgegenüber ist diese schon das Erstsymptom bei Störungen der muskulären Atempumpe (linker Teil).
V/Q-mismatch: Missverhältnis von Ventilation und Perfusion, AMV: Atemminutenvolumen.

- Anders verhält es sich bei Störungen des Austausches der Gase in den Alveolen. Da CO_2 sehr viel leichter aus dem Blut in die Alveolen übertreten, als O_2 aufgenommen werden kann, fällt hier zunächst der PaO_2 ab. Gasaustauschstörungen bewirken also eine **hypoxische Atmungsinsuffizienz** [5-8]. Dies zwingt den Patienten zur Hyperventilation, zur Steigerung des Atemminutenvolumens, und damit zur Senkung des $PaCO_2$ (☞ Abb. 1.1).

1.2. Ursachen der hyperkapnischen Atmungsinsuffizienz

Eine Hyperkapnie kommt immer dann zustande, wenn das Atemminutenvolumen vermindert ist, wenn also die Leistung der Atempumpe den Bedarf zur CO_2-Elimination nicht erreicht. Ursachen können auf allen Abschnitten des Atmungssystems liegen (☞ Abb. 1.2):

- Steuerung der Atmung im Hirnstamm
- Chemorezeptoren
- Nervenleitung
- Atemmuskulatur
- Skelettsystem

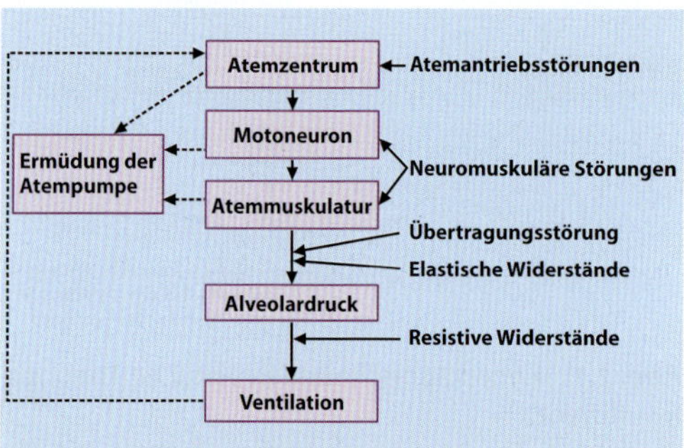

Abb. 1.2: Hyperkapnisches Atmungsversagen.

1.2.1. Atmungsregulation

Die Atemzentren des Hirnstamms erhalten ihre Informationen aus Mechanorezeptoren in Lunge, Atemwegen und Lungengefäßen, aus Chemorezeptoren in der Peripherie (A. carotis und Aorta) und im Gehirn (zentrale Chemorezeptoren an der Ventralseite der Medulla oblongata und im Mittelhirn), aber auch aus höheren Hirnabschnitten, dem cerebralen Cortex. Diese Informationen werden in den Atemzentren verarbeitet und führen zu Befehlen an die Atemmuskulatur, die Atemfrequenz oder die Inspirations- oder Exspirationszeit zu verändern [9].

Die Rezeptoren in oberen Atemwegen und Thorax nehmen als Dehnungsrezeptoren Veränderungen des Lungenvolumens wahr, sprechen aber auch teilweise auf chemische Reize an, wie sie zum Beispiel bei Entzündungsprozessen entstehen. Über den Nervus vagus beschleunigen sie die Atmung, können jedoch auch Husten und Schleimproduktion simulieren und zur Atemwegsobstruktion führen. Große Bedeutung hat der Input aus diesen Rezeptoren bei interstitiellen Prozessen, wie Lungenödem, Pneumonien oder fibrosierenden Lungenkrankheiten.

Die peripheren Chemorezeptoren erfassen Veränderungen von PaO_2 und $PaCO_2$ im Blut. Beim Erwachsenen spielen vor allem die in der Carotisbifurkation lokalisierten Carotiskörperchen eine wesentliche Rolle. Über den Nervus glossopharyngeus werden ihre Informationen ins Gehirn weiter geleitet.

Die zentralen Chemorezeptoren reagieren besonders empfindlich auf Veränderungen des pH-Wertes in der Extrazellularflüssigkeit des Gehirns. CO_2 kann als lipophile Substanz sehr leicht ins Gehirn eindringen und Rezeptoren in Medulla oblongata und Mittelhirn ansprechen. Veränderungen der Elektrolytzusammensetzung des Blutes bei einer metabolischen Azidose beeinflussen ebenfalls die Atmung. Diese Effekte treten jedoch erst nach längerer Zeit ein, da die Verschiebungen in die cerebrale Flüssigkeit nur langsam vonstatten gehen [10].

Zwischen dem Ausmaß der metabolischen Störung des Säurebasenhaushaltes und der Atmung gibt es eine klare Beziehung. Steigt das Bikarbonat im Plasma um 1 mval/l an, so erhöht sich der $PaCO_2$ um 0,6 bis 0,7 mmHg. Bei einem Abfall des Bikarbonatwertes um 1 mval/l fällt der $PaCO_2$-Wert um 1,2 mm Hg.

1.2.2. Störungen der Atmungsregulation

Erkrankungen, die die Atmungsregulation der Atemzentren beeinträchtigen, sind das zentrale Schlafapnoesyndrom, das Obesitas-Hypoventilationssyndrom und das congenitale cerebrale Hypoventilationssyndrom (CCHS, Undines-Fluch-Syndrom). Auch eine generalisierte Gefäßsklerose kann über cerebrale Ischämien oder über eine Beeinträchtigung der peripheren Chemorezeptoren Einfluss auf die Atmungsregulation nehmen. Nicht zuletzt sind medikamentöse Faktoren, wie zum Beispiel die chronische Opiattherapie in der Palliativmedizin zu nennen.

Diagnostik

Hypoxische und hyperkapnische Atmungsantwort

Da das chronische hyperkapnische Atmungsversagen auch auf Veränderungen von Thoraxwand und Atemmuskulatur zurückgeführt und auch Endzustand einer zunächst hypoxischen Atmungsinsuffizienz sein kann, ist eine ausführliche Anamneseerhebung und klinische Untersuchung notwendig. Die Lungenfunktionsuntersuchungen umfassen die Bodyplethysmographie, die Messung der Atemmuskelstärke, des Gasaustausches und die Erfassung der Atmung im Schlaf. Zu den speziellen Methoden in der Diagnostik der Atmungsregulation gehört die Messung der hypoxischen und hyperkapnischen Atmungsantwort. Dabei atmet der Patient entweder ein zunehmend sauerstoffarmes Luftgemisch mit gleichbleibender CO_2-Konzentration (hypoxische Atmungsantwort) oder ein Gasgemisch mit gleichbleibender O_2-Konzentration, aber ansteigendem CO_2 (hyperkapnische Atmungsantwort). In beiden Fällen ist physiologisch ein Anstieg des Atemminutenvolumens zu erwarten, was bei Atmungsregulationsstörungen verringert ist. Bei der hypoxischen Atmungsantwort reagieren insbesondere die peripheren Chemorezeptoren, bei der hyperkapnischen Atmungsantwort auch die zentralen Chemorezeptoren. Eine abgeschwächte Atmungsantwort auf CO_2 wird auch bei einer metabolischen Alkalose beobachtet. Daher muss der Säurebasenstatus mit berücksichtigt werden. Eine regelrechte Atmungsantwort auf Hypoxie oder Hyperkapnie kann jedoch nur erwartet werden, wenn die ausführenden Organe der Atmung, also die Atemmuskulatur und das Thoraxskelett, regelrecht funktionieren.

1.2.3. Neuromuskuläre und skelettale Störungen

Ein regelrecht vom Atemzentrum generierter Atmungsimpuls muss über Rückenmark und periphere Nerven zu den Muskeln der oberen Atemwege, zum Zwerchfell und zu den thorakalen Atemmuskeln geleitet werden. Zahlreiche Erkrankungen können diesen physiologischen Weg beeinträchtigen. Dazu gehören langsam progrediente neuromuskuläre Erkrankungen wie das Post-Poliomyelitis-Syndrom, das Querschnittsyndrom, die multiple Sklerose, die spinale Muskelatrophie, schneller progrediente Erkrankungen wie die Muskeldystrophie Duchenne oder die amyotrophe Lateralsklerose und rasch progrediente Erkrankungen wie das Guillain-Barré-Syndrom oder die Myasthenia gravis.

Die Funktion der Atemmuskeln wird auch erheblich durch Deformitäten des Thoraxskelettes in Mitleidenschaft gezogen. Die veränderte Architektur bei Kyphoskoliose oder operativen und traumatischen Thoraxwandschädigungen setzten die Wirkung der Muskeln herab.

Den neuromuskulären und skelettalen Erkrankungen ist gemeinsam, dass die Atmungsimpulse nicht regelrecht in eine Deflation oder Inflation der Lunge umgesetzt werden können. Als Folge fällt das Atemminutenvolumen, es kommt also wiederum zu einer hyperkapnischen Atmungsinsuffizienz.

1.2.4. Ermüdung, Erschöpfung und Schwäche der Atemmuskulatur

Die Verminderung des Atemminutenvolumens bei neuromuskulären oder skelettalen Erkrankungen kann auch als Schutzmechanismus des Körpers dienen, mit dem eine Überlastung der Muskulatur vermieden wird. Ermüdung der Atemmuskulatur wird als ein Zustand definiert, bei dem die Fähigkeit der Muskeln, Kraft und/oder Verkürzungsgeschwindigkeit zu entwickeln, durch Überlastung vermindert ist. Diese Funktionseinschränkung ist durch Erholung reversibel. Erschöpfung stellt einen höheren Schweregrad der Ermüdung dar. Von Ermüdung und Erschöpfung ist die Muskelschwäche abzugrenzen, bei der durch eine entzündliche oder degenerative Erkrankung, also durch eine direkte Schädigung, die Leistungsfähigkeit des ruhenden Muskels erniedrigt ist [8, 11].

Es geht also grundsätzlich um das Verhältnis von Leistungsfähigkeit (Kapazität) zur Belastung (Last) der Muskulatur. Die Muskelkapazität ist bei Erkrankungen reduziert, die die Muskulatur in Mitleidenschaft ziehen, zum Beispiel Muskeldystrophien, Kollagenosen, aber auch endokrine Erkrankungen (Hyper-, Hypothyreose, Hypercortisolismus), und bei Erkrankungen des peripheren Nerven- oder Rückenmarks, wie zum Beispiel amyotrophe Lateralsklerose, Poliomyelitis, Guillain-Barré-Syndrom. Obstruktive oder restriktive Ventilationsstörungen und skelettale Erkrankungen, bei denen die Generierung von Kraft aus statischen Gründen gestört ist, überlasten die Muskulatur.

In verschiedenen Untersuchungen konnte gezeigt werden, dass es bei Gesunden zu einer muskulären Erschöpfung kommt, wenn für jeden Atemzug mehr als 40 % des maximal möglichen Druckes aufgewendet werden muss [12, 13]. Wie oben erwähnt, kann ein Überschreiten der Erschöpfungsgrenze der Atemmuskulatur vermieden werden, indem der Patient seine Atmungsanstrengungen verringert. Er schont seine Kraft, vermindert jedoch dazu das Atemminutenvolumen und muss eine Hyperkapnie in Kauf nehmen.

Diagnostik

Messung des Mundverschlussdruckes (P0,1-Messung)

Die Mundverschlussdruckmessung wird eingesetzt, um die Kapazität und die Last der muskulären Atempumpe zu erfassen. Bei diesem Verfahren wird zunächst die Ruheatmung untersucht. 0,1 Sekunden nach Beginn eines normalen Atemzuges wird das Atemrohr verschlossen und der Druck gemessen, den der Patient gegen den Verschluss aufwendet. Der P0,1-Wert spiegelt die Belastung der Ruheatmung wider. Hohe Werte zeigen, dass der Patient schon in dieser Situation mehr Anstrengung als normal aufbringen muss. Die Kapazität der Atemmuskulatur wird beim forcierten Manöver untersucht, es wird der Druck bei einer maximalen Atmungsanstrengung gemessen (PI_{max}) (☞ Abb. 10.3). Bei Erkrankungen des neuromuskulären oder skelettalen Systems sinkt der PI_{max}-Wert. P0,1 und PI_{max} zeigen also gegenläufige Tendenz: Die Ruhelast und damit der P0,1-Wert steigen, die Kapazität, also der PI_{max}-Wert, fällt. Daraus ergibt sich auch, dass das Verhältnis $P0{,}1/PI_{max}$ größer wird. In Worten ausgedrückt bedeutet dies, dass der Anteil der Ruhebelastung an der maximalen Leistungsfähigkeit immer weiter steigt. Dies mündet in der Erschöpfung der Atemmuskulatur und der Atmungsinsuffizienz [10, 14, 15].

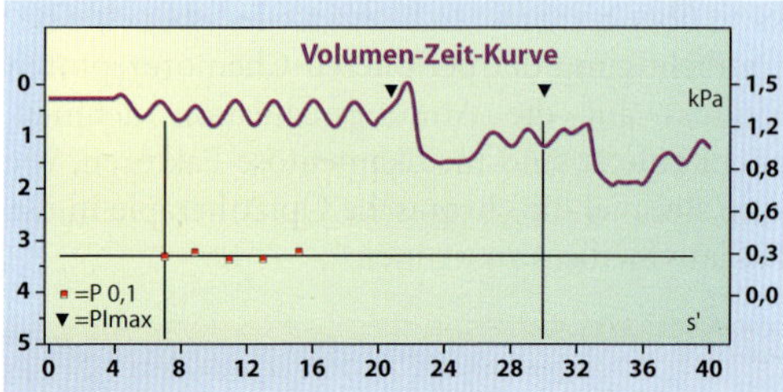

Abb. 1.3: P0,1 – PI_{max}-Messung.
Die Grafik stellt die Messung der Kapazität und Last der muskulären Atempumpe dar. Im oberen Teil wird die Volumenverschiebung im Zeitverlauf dargestellt. Zunächst atmet der Patient ruhig ein und aus (Ruheatmung). Nach einer normalen Ausatmung wird er aufgefordert, maximal tief einzuatmen (Bildmitte).
Während der Ruheatmung erfolgen mehrere vom Messprogramm zufällig applizierte Verschlüsse des Atemrohrs (untere Kurve, Quadrate). Hier wird der Druck 100 ms nach Beginn des normalen Atemzuges gemessen, den der Patient nun gegen den Verschluss aufbringt. Dieser Wert stellt die Belastung der Muskulatur in der Ruhesituation dar. Beim maximalen Einatemmanöver (Bildmitte, dreieckiges Symbol) wird ebenfalls der von der Muskulatur des Patienten erzeugte Druck gemessen, der nun aber die Kapazität, also die maximale Leistungsfähigkeit der Atemmuskulatur repräsentiert.

1.3. Atmung im Schlaf

Eine chronische Atmungsinsuffizienz entwickelt sich häufig über einen längeren Zeitpunkt. Sie manifestiert sich zunächst in besonders empfindlichen Phasen, also bei körperlicher Belastung oder im Schlaf.

In Anstrengungssituationen produziert der Organismus vermehrt CO_2, das abgeatmet werden muss. Die bereits an der Belastungsgrenze arbeitende Muskulatur kann diese Mehrventilation nicht aufbringen. Dazu kommt, dass die höhere Atmungsanstrengung mit einem erhöhten Sauerstoffbedarf auch der Muskulatur verbunden ist, was deren Leistungsfähigkeit weiter einschränken kann.

Der Schlaf ist nicht durch eine höhere Belastung der Muskulatur, sondern durch eine Veränderung physiologischer Parameter gekennzeichnet, die schon beim Gesunden eine Verminderung des Atemminutenvolumens mit sich bringen. Beim Übergang vom Wachzustand zum Non-REM *(rapid eye movement)*-Schlaf fällt das Atemminutenvolumen um 10 bis 15 %. Im REM-Schlaf zeigen sich deutliche Variationen der Atemtiefe und des Atemzugvolumens, die Atmung ist instabil. Die Atmungsantwort auf Hypoxie und Hyperkapnie ist im Schlaf, am stärksten im REM-Schlaf, reduziert. Aufgrund dieser Veränderungen kommt es beim Gesunden zum Anstieg des $PaCO_2$ um 2 bis 4 mmHg im Schlaf [16-20].

Im Rahmen der chronisch ventilatorischen Insuffizienz wird das Atemminutenvolumen im Schlaf noch stärker reduziert. Es nimmt insbesondere im REM-Schlaf gegenüber dem Non-REM-Schlaf weiter ab. Zur nächtlichen Hypoventilation bei chronisch ventilatorischen Insuffizienz tragen verschiedene Faktoren bei:

- Da die hypoxische und hyperkapnische Atmungsantwort bereits in Wachzustand vermindert ist, kann dem physiologischen Anstieg des CO_2-Wertes im Schlaf nur unzureichend begegnet werden.
- Schon beim Gesunden steigt der Widerstand der oberen Atemwege im Schlaf deutlich an. Eine reaktive Steigerung des Atemminutenvolumens ist dem Patienten bei einer muskuloskelettalen Insuffizienz nicht möglich. Dies gilt umso mehr, wenn der Widerstand der oberen Atemwege bei Adipositas weiter erhöht ist [21].
- Die Funktion der Atemmuskeln ist bei Patienten mit chronisch ventilatorischer Insuffizienz häufig eingeschränkt oder überbeansprucht. Kommt es nun zur Aktivitätsabnahme der thorakalen Muskulatur im Schlaf, kann die Leistungsminderung des Zwerchfelles nicht mehr kompensiert werden. Diese Phänomene machen sich zunächst im REM-Schlaf bemerkbar. In Einzelfällen kann auch im REM-Schlaf noch eine Aktivität der Atemhilfsmuskulatur nachgewiesen werden, was bei Gesunden nicht der Fall ist [22, 23].
- Im Liegen wird die in der Lunge nach der normalen Ausatmung verbleibende Luft (funktionelle Residualkapazität, FRC) gegenüber der aufrechten Position vermindert. Dies vermindert die Pufferfunktion dieses Lungenvolumens.

Die Bedeutung der Weckreaktion (*Arousal*) in der Pathophysiologie der chronisch ventilatorischen Insuffizienz ist noch unklar. Die Beendigung schlafbezogener Atmungsstörungen und die Tonisierung der erschlafften Muskulatur sind oft mit Arousals verbunden, so dass ein kausaler Zusammenhang vermutet wird. Dieser Aspekt bleibt jedoch nicht unwidersprochen, da die Muskelaktivierung oft dem Arousal vorausgeht und auch zahlreiche respiratorische Störungen ohne Arousal enden. Arousals können daher nicht als entscheidender Faktor zur Intensivierung der Atmung angesehen werden. Im Gegenteil lösen erst intensivierte Atmungsanstrengungen Arousals oft erst aus. Dazu kommt, dass Arousals die Instabilität der Atmung auch noch unterstützen können. Die Bedeutung der Arousals bei der ventilatorischen Insuffizienz ist auch deshalb unsicher, da Hypoxie und Hyperkapnie nur schlechte Arousalauslöser darstellen. Arousals können die Schlafstruktur zerstören, so dass Tiefschlaf und REM-Schlaf nicht mehr im regelrechten Maße auftreten und zur Tagesschläfrigkeit führen.

1.4. Hypoxische Atmungsinsuffizienz

Bei der hypoxischen Atmungsinsuffizienz versagt die Fähigkeit des Körpers, Sauerstoff aufzunehmen. Dies tritt bei Störungen der gleichmäßigen Belüftung der Lunge (Ventilation), des Austausch der Moleküle zwischen Alveole und Blut (Diffusion) oder der Durchblutung der Lunge (Perfusion) auf. Da CO_2 auf diesem Weg sehr viel leichter ausgetauscht werden kann als O_2, werden sich pathologische Veränderungen zunächst mit einem Abfall des PaO_2 bemerkbar machen. Es kommt zur hypoxischen Atmungsinsuffizienz.

Die Hypoxie stellt einen Stimulus für das Regulationssystem dar, der eine Hyperventilation bewirkt. Wird jedoch die Ursache der Hypoxie nicht beseitigt, kann die anhaltende Hyperventilation zu einer Überlastung des muskulären Atemapparates und damit konsekutiv zur hyperkapnischen Atmungsinsuffizienz führen.

1.4.1. Ventilation

Beim Gesunden ist von einer weitgehend gleichmäßigen Belüftung aller Lungenabschnitte auszugehen. Erkrankungen der Atemwege können auf allen Ebenen diese Verteilung stören: Stenosen in den zentralen Atemwegen (z.B. bei Tumoren) können ganze Lungenlappen von der Belüftung abschneiden, Asthma bronchiale und chronisch obstruktive Bronchitis beeinträchtigen mittlere und kleine Atemwege, Sekretverhalt kann bis in die kleinsten Abschnitte zu Obturationen führen. In den meisten Fällen stellt sich die Ventilation inhomogen dar, es findet sich ein Nebeneinander von belüfteten und nicht belüfteten Lungenabschnitten. Der Euler-Liljestrand-Mechanismus stellt eine Reaktionsmöglichkeit des Organismus auf Belüftungsstörung dar. Er drosselt die Durchblutung in schlecht ventilierten Abschnitten und kann so vermeiden, dass nicht-oxygenisiertes Blut wieder in den Kreislauf gelangt. Allerdings bleibt dieser Mechanismus besonders bei Inhomogenitäten der Ventilation unzureichend.

Atemwegsobstruktionen imponieren klinisch mit einer Behinderung der Ausatmung. Die inspirierte Luft kann nicht oder nur verzögert exhaliert werden, so dass es zu einer Überblähung von Lungenabschnitten kommt. Im irreversiblen Zustand liegt ein Lungenemphysem vor. Verbleibt zu viel Luft im Thorax, ist auch die weitere Inspirationsfähigkeit vermindert. Im Rahmen chronisch obstruktiver Lungenerkrankungen kommt es zum dauerhaften Elastizitätsverlust, also zur Instabilität, der kleinen Atemwege. Diese kollabieren beim forcierten Versuch der Ausatmung, was die Fesselung der Luft in den peripheren Lungenabschnitten weiter begünstigt *(air trapping)* [24-26].

Neben den obstruktiven sind auch restriktive Störungen der Ventilation zu nennen, bei denen mobilisierbares Lungenvolumen verloren gegangen ist. Typische Beispiele sind interstitielle Lungenkrankheiten, narbige Restzustände nach infektiösen Erkrankungen oder Operationen.

Basisinformation Lungenfunktion

Bodyplethysmographie und Spirometrie

Im Mittelpunkt der Diagnostik der Ventilationsstörungen stehen Spirometrie und Bodyplethysmographie. In der Bodyplethysmographie werden weitgehend mitarbeitsunabhängig der Widerstand der Atemwege und die thorakalen Gasvolumina bestimmt. So können obstruktive Ventilationsstörungen und Lungenüberblähungen erfasst werden. Bei der Spirometrie werden die Volumina gemessen, die der Patient in Ruhe, bei langsamer, aber maximal tiefer, oder bei forcierter Atmung bewegen kann. Somit hängt die Spirometrie stark von der Mitarbeit des Patienten ab. Erfasst werden das Atemzugvolumen (AZV), das inspiratorische (IRV) oder exspiratorische Reservevolumen (ERV), also die Luftmengen, die nach einer normalen Einatmung oder Ausatmung noch zusätzlich bewegt werden können. Die inspiratorische Vitalkapazität (VC oder IVC) fasst exspiratorisches Reservevolumen, Atemzugvolumen und inspiratorisches Reservevolumen zusammen. Beim forcierten Ausatemmanöver wird die Einsekundenkapazität (FEV_1) bestimmt, also das Volumen, das in der ersten Sekunde bei maximal tiefer und schneller Ausatmung ventiliert wird.

Restriktive Ventilationsstörungen machen sich mit einer Verminderung aller Volumina und Kapazitäten (also auch der FEV_1) bemerkbar. Obstruktive Ventilationsstörungen zeichnen sich durch eine Erhöhung des Atemwegswiderstandes und einer Verminderung der FEV_1 und des Verhältnisses von FEV_1 zur Vitalkapazität (FEV_1/VC; FEV_1/FVC) aus. Bei Lungenüberblähungen steigen die bodyplethysmographisch gemessenen Parameter Residualvolumen und totale Lungenkapazität.

Basisinformation Lungenfunktion

Compliancemessung

Auch die Compliancemessung dient zur Diagnostik atemmechanischer Störungen. Mit einem Ösophaguskatheter wird der Druck gemessen, der notwendig ist, um das Luftvolumen zu bewegen. Die Compliance stellt ein Maß der Dehnbarkeit von Lunge und Brustkorb dar. Die dynamische Compliance wird während der Ruheatmung bestimmt, so dass auch der Atemwegswiderstand eingeht. Demgegenüber erfolgt die Messung der statischen Compliance bei sehr langsamer, fast statischer Atmung und spiegelt so vor allem die elastischen Eigenschaften der Lunge wider. Bei einer restriktiven Ventilationsstörung stellt sich die Compliance verringert dar: höhere Drücke müssen aufgewendet werden, um ein bestimmtes Luftvolumen zu bewegen. Bei emphysematösen Veränderungen verhält es sich umgekehrt. Die Compliance ist erhöht: schon geringe Druckverschiebungen bewirken höhere Volumenverschiebungen.

1.4.2. Diffusion

Bei Diffusionsstörungen ist die Aufnahme- oder Abgabefähigkeit der Lunge für die Atemgase gestört. Aufgrund der unterschiedlichen Eigenschaften reagiert O_2 wesentlich empfindlicher auf Beeinträchtigungen der Diffusion als CO_2. Diffusionsstörungen treten auf, wenn es zu einer Verdickung der alveokapillären Membran, z.B. im Rahmen von Lungenfibrosen oder einem interstitiellen Ödem, kommt. Aber auch Verlust von Lungengewebe vermindert die Diffusion.

Interstitielle Lungenerkrankungen stellen bedeutsame klinische Beispiele für schwergradige Diffusionsstörungen dar. Die Patienten leiden trotz Hyperventilation oft unter einer deutlichen Hypoxie, es liegt eine chronisch hypoxische Atmungsinsuffizienz vor. Ein Anstieg des $PaCO_2$ tritt erst im Endstadium der Erkrankung auf, wenn die muskuläre Atempumpe die notwendige Mehrarbeit nicht mehr leisten kann.

Basisinformation Lungenfunktion

Diffusionskapazität

Mit der Diffusionskapazität wird die Gasmenge gemessen, die pro Zeiteinheit von der Lunge aufgenommen werden kann. Sie hängt jedoch nicht nur von der alveokapillären Membran, sondern auch von der Durchblutung der Lunge und der Aufnahmefähigkeit des Blutes ab. Bei Beeinträchtigungen der Perfusion, zum Beispiel im Rahmen von Lungenembolien oder der pulmonalen Hypertonie, oder bei einer Anämie, wird die Diffusionskapazität ebenfalls verringert.

1.4.3. Perfusion

Unter Perfusionsstörungen versteht man Beeinträchtigungen der gleichmäßigen Durchblutung der Lunge. So kann die Blutzufuhr bei akuten oder chronisch rezidivierenden Lungenembolien verringert sein. Bei der chronisch obstruktiven Lungenkrankheit ist das Kapillarbett der Lunge vermindert. Auch Behinderungen des venösen Blutabstromes bei Vitien (Mitralstenose) oder einer linksventrikulären Myokardinsuffizienz können die Perfusion reduzieren. Zur Diagnostik der Lungenembolie kommt eine Computertomographie, zur Erfassung regionaler Durchblutungsstörungen eine Perfusionsszintigraphie in Frage.

1.4.4. Sauerstoffangebot

Die Versorgung des Organismus mit Sauerstoff hängt nicht alleine von seiner Aufnahmefähigkeit in der Lunge, bestimmt durch Ventilation, Diffusion und Perfusion, ab. Wesentlich ist auch die Fähigkeit, Sauerstoff zu den Zellen zu transportieren. Die Erythrozyten sind in der Lage, eine bestimmte Menge Sauerstoffmoleküle aufzunehmen (Hüfner-Zahl = 1,39 ml O_2 pro Gramm Hämoglobin). Diese **Sauerstoffkapazität** ist zwangsläufig bei Anämien verringert, die so zur Ursache einer hypoxischen Atmungsinsuffizienz werden können. In dieser Situation wird die Zufuhr von Erythrozytenkonzentraten zur grundlegenden Behandlung des Atmungsversagens.

Erkrankungen des Gasaustausches verhindern eine suffiziente Beladung der Erythrozyten im pulmonalen Kapillarbett. Der Anteil der oxygenierten Hämoglobinmoleküle an der Gesamtzahl ist reduziert. Dies wird mit dem Begriff der **Sauerstoffsät-**

tigung (**SaO_2**) bezeichnet. Die **Sauerstoffkonzentration** (**CaO_2**) führt diese beiden Komponenten zusammen (Sauerstoffkapazität × Sauerstoffsättigung, 1,39 ml × Hämoglobin (g/l) × SaO_2).

Eine weitere für die Versorgung der Zelle mit Sauerstoff essentielle Komponente darf nicht außer acht gelassen werden, nämlich die Leistungsfähigkeit des Herzens. Trotz optimaler Aufnahme des Sauerstoffes in der Lunge und Anreicherung des Blutes kann dem Körper nur bei ausreichendem Herzzeitvolumen suffizient Sauerstoff zur Verfügung gestellt werden. Das **Sauerstoffangebot** setzt sich somit aus kardialer Funktion und Sauerstoffkonzentration zusammen (O_2-Angebot: HZV × CaO_2). Die Optimierung der Herzleistung dient somit ebenfalls als Basistherapie der hypoxischen Atmungsinsuffizienz.

1.5. Therapeutische Ansätze der hyperkapnischen und hypoxischen Atmungsinsuffizienz

Zu den allgemeinen medizinischen Prinzipien gehört es, zunächst nach ursächlichen Faktoren einer Funktionsstörung zu suchen und erst nach deren Behandlung weitere Maßnahmen zur Symptomkontrolle zu erwägen. Bei der hyperkapnischen Atmungsinsuffizienz kann dies beispielsweise bedeuten, die antiobstruktive Therapie bei Asthma oder COPD zu intensivieren oder einen chronisch rezidivierenden Pleuraerguss mit Drainage und Pleurodese anzugehen. Bei der hypoxischen Atmungsinsuffizienz ist unter anderem zu prüfen, ob eine Verbesserung der Oxygenation durch eine systemische antiinflammatorische Behandlung interstitieller Lungenerkrankungen, durch Beseitigung einer Anämie oder durch medikamentöse, interventionelle oder operative Verfahrung zur Optimierung der Herzleistung möglich ist. Leider stehen kausale Maßnahmen nicht bei allen Krankheitsbildern zur Verfügung. dazu gehören die meisten neuromuskulären oder skelettalen Krankheiten, aber auch Störungen des Atmungsantriebes. In dieser Situation oder bei Versagen bei Basistherapie kommt die an den Funktionseinschränkungen orientierte Therapie mit Sauerstoffapplikation und Beatmung zum Einsatz.

Das Auftreten klinischer Symptome stellt eine wesentliche Indikation zur Einleitung einer nichtinvasiven Beatmung dar. Bei Patienten, bei denen sich im Rahmen von Krankheitsexazerbationen (z.B. bei der COPD) eine instabile ventilatorische Situation zeigt, kann die Beatmung auch präventiv eingesetzt werden. Sie dient dazu, bei Verschlechterungen der Grundkrankheit eine vitale Bedrohung zu vermeiden. Häufig ist eine häusliche Beatmung auch bei Patienten notwendig, die zuvor nach schwierigem oder prolongiertem *Weaning* von einer invasiven Langzeitbeatmung entwöhnt werden konnten.

Bei den meisten Patienten stehen die Symptome der Grundkrankheit im Vordergrund. Luftnot ist ein zentrales Problem bei Patienten mit chronisch obstruktiven oder restriktiven Krankheiten. Erkrankungen des neuromuskulären oder skelettalen Systems sind häufig mit einer Schwäche und Kraftminderung verbunden. Daher ist die Leistungsfähigkeit und Belastbarkeit der Betroffenen stark reduziert. Eine chronisch ventilatorische Insuffizienz verstärkt diese Symptome, ist häufig mit Müdigkeit und Schläfrigkeit am Tag und morgendlichen Kopfschmerzen verbunden. Dem liegen die Beeinträchtigungen des Nachtschlafes und die oft zunächst im Schlaf auftretende Hyperkapnie zugrunde, die zu einer Vasodilatation der Hirngefäße führt [5, 27].

Die klare Unterscheidung der beiden Grundformen der Atmungsinsuffizienz ist therapeutisch von hoher Bedeutung. Die Ursache der hypoxischen Atmungsinsuffizienz liegt in Störungen von Diffusion, Perfusion oder der Abstimmung von Ventilation und Durchblutung (Ventilations-/Perfusionsverhältnis). Diesen Problemen ist mit einer Verbesserung der Oxygenation zu begegnen, was entweder durch die Sauerstoffzufuhr über Nasenbrille oder Venturi-Maske oder durch eine Rekrutierung nicht belüfteter Lungenabschnitte geschehen kann. Durchblutete, aber nicht belüftete Lungenanteile tragen entscheidend zur Verschlechterung der Oxygenation bei. Dem kann mit einer Positivdruckatmung (*Continuous Positive Airway Pressure* – CPAP, *Positive End-Exspiratory Pressure* – PEEP) entscheidend begegnet werden (☞ Abb. 1.4).

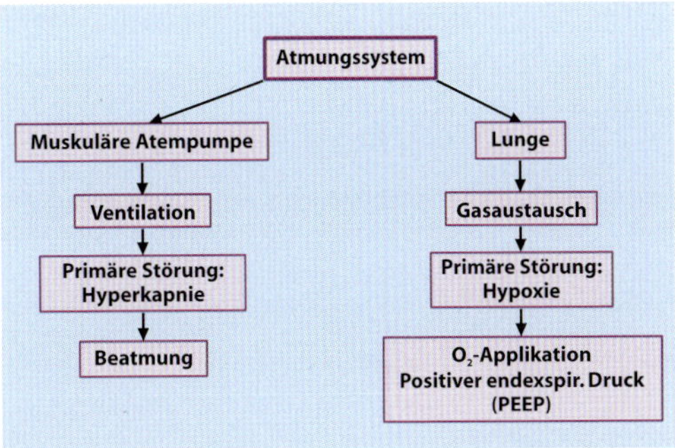

Abb. 1.4: Therapieprinzipien bei chronischer Atmungsinsuffizienz.

Sauerstoffgabe oder Applikation eines positiven Druckes alleine ist jedoch bei einem Versagen der Atmungsregulation oder des neuromuskulären oder skelettalen Apparates ungeeignet. Die Ursache liegt bei diesen Erkrankungen ja nicht im Gasaustausch, sondern in einer Verminderung des Atemminutenvolumens, das es zu verbessern gilt. Hier ist die Domäne der nicht-invasiven oder invasiven, intermittierenden oder permanenten Beatmung zu sehen. Sollte nach optimaler Beatmung und Ausgleich der Hyperkapnie eine Hypoxie bestehen bleiben, kann eine ergänzende Sauerstoffgabe notwendig werden werden.

1.6. Literatur

1. Testa MA, Simonson DC. Assessment of quality-of-life outcomes. N Engl J Med 1996;334:835-40.

2. Windisch W, Criee CP. Lebensqualität bei Patienten mit häuslicher Beatmung, Pneumologie 2006;60:539-546.

3. Windisch W. Impact of home mechanical ventilation on health-related quality of life. EurRespir J 2008;32:1328-36.

4. Konrad F, Schreiber T, Brecht-Kraus D, Georgieff M. Mucociliarytransport in ICU patients. Chest 1994;105:237-41.

5. Kabitz HJ, Walterspacher S, Walker D, Windisch W. Inspiratory muscle strength in chronic obstructive pulmonary disease depending on disease severity. ClinSci 2007;113:243-9.

6. Roussos C. The failing ventilatory pump. Lung 1982;160:59-84.

7. Thews G. Lungenatmung. In: Schmidt RF. Physiologie des Menschen. Springer 1997:565-591.

8. Crieé CP. Pathophysiologie der erschöpften Atemmuskulatur. In: Schönhofer B. Nicht-Invasive Beatmung. Grundlagen und moderne Praxis. UNI-MED Verlag. Bremen. 2006.

9. Pfotenhauer M. Physiologie und Pathophysiologie der Atmung. In: Randerath W. Bronchialtherapeutika. Stuttgart 2007:32-44.

10. Ulmer WT. Die Lungenfunktion. Methodik und klinische Anwendung. Stuttgart, New York 2001.

11. NHLBI Workshop: Respiratory muscle fatigue: report of the respiratory muscle fatigue workshop group. Am RevRespir Dis 1990;142:474-480.

12. O'Donell D-E, Bertley JC, Chau LKL, Webb KA. Qualitative aspects of exertional breathlessness in chronic airflow limitation. Am J RespirCrit Care Med 1997;155:109-115.

13. Crieé CP, Laier-Groeneveld G. Die Atempumpe. Georg Thieme, Stuttgart 1995.

14. Crieé CP, Neuhaus KL, Wilhelms E, Kreuzer H. Mouth occlusion pressure in patients with chronic obstructive lung disease in stable state and in acute respiratory failure. Bull EurPhysiopatholRespir 1982;18 Suppl. 4:155-164.

15. Criée CP. Empfehlungen der Deutschen Atemwegsliga zur Messung der inspiratorischen Muskelfunktion. Pneumologie 2003;57:98-100.

16. Douglas NJ, White DP, Pickett CK, Weil JV, Zwillich CW. Respiration during sleep in normal man. Thorax 1982; 37:840-844.

17. Douglas NJ, White DP, Weil JV, Pickett CK, Martin RJ, Hudgel DW, Zwillich CW: Hypoxic ventilatory response decreases during sleep in normal men. Am Rev Respir Dis 1982;125:286-289.

18. Douglas NJ, White DP, Weil JV, Pickett CK, Zwillich CW. Hypercapnic ventilatory response in sleeping adults. Am Rev Respir Dis 1982;126:758-762.

19. Rostig S, Kantelhardt JW, Penzel T, Cassel W, Peter JH, Vogelmeier C, Becker HF, Jerrentrup A. Nonrandom variability of respiration during sleep in healthy humans. Sleep 2005;28:411-7.

20. Berthon-Jones M, Sullivan CE. Ventilation and arousal responses to hypercapnia in normal sleeping humans. J Appl.Physiol 1984;57:59-67

21. Wiegand L, Zwillich CW, White DP. Sleep and the ventilatory response to resistive loading in normal men. J ApplPhysiol 1988;64:1186-95.

22. Ragette R, Mellies U, Schwake C, Voit T, Teschler H. Patterns and predictors of sleep disordered breathing in primary myopathies. Thorax 2002;57:724-8.

23. White JE, Drinnan MJ, Smithson AJ, Griffiths CJ, Gibson GJ. Respiratory muscle activity and oxygenation during sleep in patients with muscle weakness. Eur Respir J 1995;8:807-14.

24. Kabitz H, Windisch W. Respiratory muscle testing: state of the art. Pneumologie 2007;61:582-7.

25. Tobin MJ, Laghi F, Brochard LJ. Role of the respiratory muscles in acute respiratory failure of COPD: lessons from weaning failure. J Appl Physiol 2009;107:962-70.

26. Windisch, W. Atemmuskulatur bei COPD. Atemwegs- und Lungenerkrankungen. Dustri Verlag 2009; 35.7.

27. Mehta S, Hill NS. Noninvasive ventilation. Am J Respir Crit Care Med 2001;163:540-77.

2. Technische Grundlagen der Heimbeatmung

2.1. Beatmungsgeräte und Zubehörkette

2.1.1. Aufbau von Geräten zur häuslichen Beatmung

Zeitgemäße Heimbeatmungsgeräte erzeugen einen einstellbaren Positivdruck auf die Atemwege des Patienten und unterstützen damit die Atmung. Der Positivdruck wird im Beatmungsgerät durch eine Turbine erzeugt, so dass lediglich eine Energieversorgung über eine Steckdose oder einen Akku erforderlich ist. Der Positivdruck wird über die Drehzahl der Turbine geregelt und übt eine Vielzahl von Einflüssen auf den menschlichen Körper aus – insbesondere werden die Atemwege offengehalten, man spricht von einer pneumatischen Schienung, und die Atemtätigkeit mit einem zusätzlich erhöhten Druck während der Inspiration unterstützt. Der typische Aufbau von Beatmungsgeräten ist in Abb. 2.1 zu sehen.

Im Beatmungsgerät werden typischerweise Druck und Luftfluss gemessen. Optional kann zusätzlich Sauerstoff eingeleitet werden, um die Beatmung mit einer Sauerstofftherapie zu kombinieren.

2.1.2. Druckkontrollierte Beatmung und Druckkompensation

Das Prinzip der Druckregelung über die Turbinendrehzahl nennt man druckkontrollierte Beatmung. Im Gegensatz dazu wurde früher häufig die volumenkontrollierte Beatmung eingesetzt, bei der z.B. über einen Blasebalg ein definiertes Volumen abgegeben wird. Während bei der volumenkontrollierten Beatmung auf eine Begrenzung der Maximaldrücke zur Vermeidung von Lungentraumata geachtet werden muss, besteht die primäre Herausforderung in der druckkontrollierten Beatmung darin, den individuell benötigten Positivdruck zur Erreichung eines hinreichenden Atemvolumens zu ermitteln und diesen in den Atemwegen möglichst exakt zu erreichen. Dies muss trotz Druckabfall über den Widerstand der Zubehörkette bestehend aus Schlauch, ggfs. Bakterienfilter, Ausatemsystem sowie Patienteninterface erfolgen. Gemessen wird der Druck meist nur am Ausgang des Beatmungsgerätes (☞ Abb. 2.1).

Die Stärke des Druckabfalls über die Zubehörkette ist physikalisch zwangsläufig und abhängig vom pneumatischen Widerstand der Zubehörkette sowie der aktuellen Stärke des Luftflusses (☞ Abb. 2.2). Moderne Beatmungsgeräte kompensieren diesen Druckabfall, in dem sie einen erhöhten Druck abgeben, damit der in der Maske anliegende Druck dem eingestellten Druck entspricht. Für eine korrekte Kompensation muss das Beatmungsgerät den pneumatischen Widerstand der Zubehörkette kennen. Dies wird im Allgemeinen durch eine Einmessfunktion gelöst, die am Beatmungsgerät gestartet werden kann und bei jeder Änderung des Zubehörs wiederholt werden muss. In einigen Fällen wird als Alternative zur Einmessung auch eine Auswahl des Zubehörs wie z.B. Bakterienfilter ja/nein, Schlauch-Durchmesser 15/19 mm durch das Beatmungsgerät angeboten.

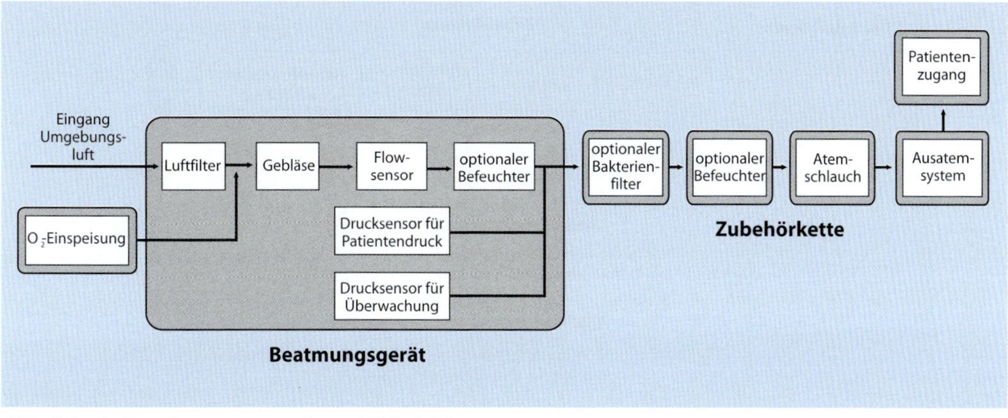

Abb. 2.1: Aufbau Beatmungsgerät und Zubehörkette.

Wenn der pneumatische Widerstand nicht oder fehlerhaft im Beatmungsgerät bekannt ist, kann auch die Genauigkeit weiterer Funktionen wie das Triggerverhalten auf oder die Tidalvolumenberechnung des Beatmungsgerätes beeinträchtigt sein.

Die für einen Patienten verwendete Zubehörkette muss also initial und bei jeder Veränderung durch Auslösen der entsprechenden Funktion des Beatmungsgerätes eingemessen oder am Beatmungsgerät eingestellt werden.

2.1.3. Leckage und Spülfluss

Bei mechanischer Beatmung muss grundsätzlich eine Auswaschung der Ausatemluft in die Umgebung gewährleistet sein, damit keine CO_2-Anreicherung im Beatmungsschlauch stattfindet. Diese Auswaschung wird meist durch passive Ausatemsysteme gewährleistet, welche eine permanente Auswaschung in Form eines sogenannten Spülflows gewährleisten und entweder in die Beatmungsmaske integriert sind (*vented* Masken) oder als eigenes Element zwischen Patienteninterface und Beatmungsschlauch gesteckt werden (☞ Abb. 2.2). Alternativ können auch aktive Ausatemventile, deren Öffnung vom Beatmungsgerät gesteuert wird, oder Doppelschlauchsysteme, bei denen das Beatmungsgerät durch ein Ventil zwischen Einatemschlauch und Ausatemschlauch umschaltet, verwendet werden.

Wenn ein Beatmungsgerät mehrere Arten von Schlauchsystemen unterstützt, so muss das jeweils verwendete Schlauchsystem am Beatmungsgerät ausgewählt werden. In einigen Fällen kann auch der Spülfluss eingemessen oder über den Maskentyp ausgewählt werden. Einige Beatmungsgeräte verwenden einen fest hinterlegten Spülfluss oder schätzen den Spülfluss abhängig vom Druck automatisch. Durch Subtraktion vom Gesamtatemfluss ermittelt das Beatmungsgerät daraus den Patientenfluss, welcher u.a. für den Spontanatemtrigger und das geschätzte Tidalvolumen verwendet wird.

Zusätzlich zum Spülfluss, welcher auch beabsichtigte Leckage bzw. *Intentional Leak* genannt wird, entstehen bei der nicht-invasiven Beatmung häufig auch unbeabsichtigte Leckagen durch eine Undichtigkeit zwischen Maske und Gesicht oder durch eine Öffnung des Mundes. Größere unbeabsichtigte Leckagen erzeugen nicht nur Geräusche und Nebenwirkungen wie rote Augen, trockene Atemwege und unruhigen Schlaf, sie beeinträchtigen auch die Genauigkeit der Algorithmen des Beatmungsgerätes. Bei sehr großen Leckagen kann zusätzlich der Druckabfall nicht mehr kompensiert werden, da die Maximalleistung der Turbine erreicht wird. Die Beatmung wird mit steigenden Leckagen zunehmend unwirksam.

Starke ungewollte Leckagen sind demnach bei der nicht-invasiven Beatmung zu vermeiden. Dazu muss die Beatmungsmaske individuell passend ausgewählt und eingestellt werden. Trockene Mundschleimhäute am Morgen deuten auf eine Mundleckage hin, die durch ein Kinnband oder eine Mundnasenmaske reduziert werden können, wobei die Anpassung einer Mundnasenmaske auch Positionen im Liegen und mit geöffnetem Mund beinhalten sollte.

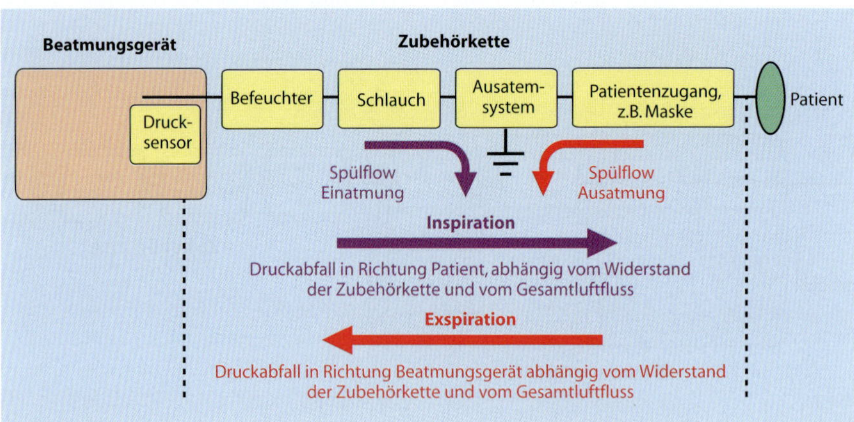

Abb. 2.2: Druckabfall durch den Luftfluss über den Widerstand der Zubehörkette.

2.1.4. Klassen von Beatmungsgeräten

Mittlerweile haben sich typische Klassen von Beatmungsgeräten ausgebildet, die u.a. den Schweregrad der ventilatorischen Insuffizienz und damit die Abhängigkeit des Patienten von der Beatmung widerspiegeln. Diese Klassen werden auch durch normative Anforderungen oder in Deutschland durch die Klassen des Hilfsmittelverzeichnisses abgebildet. Das Mapping auf verschiedene Indikationen ist jedoch international uneinheitlich.

- Geräte zur **nicht-lebenserhaltenden häuslichen Beatmung**: Typischer Druckbereich bis 30 hPa oder 40 hPa; optionale physiologische Alarmfunktionen vorhanden; keine zwangsläufige Redundanz gegen Ausfälle, aber eine Alarmierung bei Ausfall oder Störungen soll gewährleistet sein; optional interner oder externer Akku; optional interner oder externer Atemluftbefeuchter; optionale Zusatzfunktionen wie automatische Druckanpassungen, Komfortfunktionen, Pulsoximetrie-Modul, Einleitung von Sauerstoff; Einschlauch-Leckagesystem; meist nicht-invasiver Einsatz; häufigstes Einsatzgebiet: COPD mit Hyperkapnie
- Geräte zur **lebenserhaltenden häuslichen Beatmung**: Typischer Druckbereich bis 50 hPa oder 60 hPa; optionale physiologische Alarmfunktionen vorhanden; Redundanz von Bauteilen gegen Ausfälle, und eine Alarmierung bei Ausfall oder Störungen soll gewährleistet sein; interner und optional externer Akku; Betrieb mit zwei unabhängigen Energiequellen; optional externer Atemluftbefeuchter; optionale Zusatzfunktionen wie automatische Druckanpassungen, Komfortfunktionen, Pulsoximetrie-Modul, Einleitung von Sauerstoff, häufig auch Messung der Sauerstoffkonzentration in der Einatemluft (FiO_2); Auswahl zwischen Einschlauch-Leckagesystem, Einschlauch-Ventilsystem, Doppelschlauch-System; nicht-invasiver oder invasiver Einsatz; optional Mundstückbeatmung; häufigstes Einsatzgebiet: neuromuskuläre Erkrankungen

2.2. Wichtigste Einstellparameter für die Beatmung

Die wichtigsten Voraussetzungen zur Wirksamkeit der Langzeit-Beatmung sind

- Eine geeignete Wahl des EPAP zur Schienung der Atemwege und Rekrutierung der Lungenareale
- Eine geeignete Wahl des IPAP zur Erzielung eines hinreichenden Tidalvolumens zur CO_2-Senkung
- Eine Sicherstellung der Synchronität zwischen Beatmungsgerät und Patient, sowohl bezüglich der Umschaltzeitpunkte zwischen Ein- und Ausatmung, als auch der Sicherstellung hinreichend langer Inspirationszeiten und Exspirationszeiten

Das im Verlauf der Exspiration applizierte Druckniveau wird meist **EPAP** *(Expiratory Positive Airway Pressure)* oder **PEEP** *(Positive End-Expiratory Pressure)* genannt. Insbesondere beim Einschlauch-Leckagesystem muss ein Mindest-EPAP von typischerweise 4 hPa eingestellt werden, um eine ausreichende CO_2-Auswaschung zu gewährleisten und eine Rückatmung der Ausatemluft zu vermeiden. In einigen Fällen kann eine weitere Anhebung des EPAP den Therapieerfolg verbessern.

- Insbesondere werden durch den EPAP die Atemwege geschient und Obstruktionen der Atemwege vermieden.
- Außerdem wird das Residualvolumen der Lunge erhöht, also die Lunge besser belüftet. Dies erhöht die Gasaustauschfläche, und zuvor kollabierte Lungenareale können damit, z.B. bei Patienten mit OHS, rekrutiert werden.
- Bei Patienten mit exspiratorischen Flusslimitationen, die häufig, aber nicht nur bei COPD auftreten, ist die Ausatmung erschwert und es verbleibt ohnehin ein erhöhtes Volumen in der Lunge. Dies erhöht ebenfalls das Residualvolumen und wird als intrinsischer PEEP (iPEEP) bezeichnet. Der iPEEP wird im Gegensatz zum EPAP oder PEEP nicht vom Beatmungsgerät erzeugt, sondern entsteht in der Lunge des Patienten am Ende der Ausatmung durch das verbleibende erhöhte Residualvolumen, welches nicht vor Beginn der nächsten Einatmung abgeatmet werden kann. Durch den iPEEP ist eine erhöhte Atmungsanstrengung erforderlich, um einen

Luftfluss in inspiratorische Richtung zu erzeugen und damit den Einatemtrigger auszulösen, was unter anderem zu Asynchronitäten zwischen Beatmungsgerät und Patient führen kann. Eine Erhöhung des EPAP in die Nähe des iPEEP kann dies kompensieren, so dass Patienten wieder leichter eine Einatmung auslösen können.

- Ein erhöhtes Residualvolumen dient auch als Puffervolumen für CO_2 während der Atempause zwischen Aus- und Einatmung, erniedrigt damit den *Loop Gain* und kann bei einer periodischen Atmung stabilisierend wirken. Es erhöht jedoch über die Lungendehnungsrezeptoren auch den Atemantrieb, was bei einigen Patienten wiederum destabilisierend wirken kann.

Dies zeigt, dass ein erhöhter EPAP nicht ausschließlich erwünschte Effekte auslösen kann und daher nicht proaktiv bei jedem Patienten appliziert werden sollte. Weitere potenziell nachteilige Effekte können sein:

- Höhere Therapiedrücke erzeugen einen höheren Spülflow und auch höhere Leckagen bei der nicht-invasiven Beatmung, was die Stärke der Nebenwirkungen, z.B. trockene Atemwege, Druckstellen durch die Maske, rote Augen etc. erhöhen und die Schlafqualität beeinträchtigen kann.
- Die erhöhte Dehnung der Lunge in der Ruhelage der Atmung kann als störend empfunden werden und zu forcierten Exspirationsbemühungen führen, was wiederum die Adhärenz zur Beatmung reduzieren kann.
- Einige Patienten mit iPEEP reagieren auf eine Erhöhung des EPAP mit einem zusätzlichen Anstieg des iPEEP, was die potenziellen negativen Folgen eines iPEEP verschlimmern kann.
- Bei bestimmten Formen der Herzinsuffizienz kann ein Überdruck im Thorax bzw. eine Aufdehnung der Lunge selbst in der Exspiration zu einer kritischen Reduktion des Schlagvolumens führen, also einer Beeinträchtigung der Hämodynamik bis hin zur akuten Hypotonie. Bei Herzinsuffizienz mit Lungenödem bzw. Lungenstau kann der Positivdruck auch zu einer Verbesserung des Schlagvolumens führen. Bei Patienten mit Herzinsuffizienz sollte in jedem Fall die Wahl des (maximalen) EPAP manuell und unter besonderer Vorsicht erfolgen.

So werden in der Heimbeatmung bei chronischer Atmungsinsuffizienz selten EPAP-Drücke oberhalb von 10 hPa verwendet, mit Ausnahme von Patienten mit schwergradiger obstruktiver Schlafapnoe als Komorbidität, z.B. bei Obesitas-Hypoventilationssyndrom (OHS). Ein geeigneter EPAP-Wert liegt meist zwischen 5 und 8 hPa.

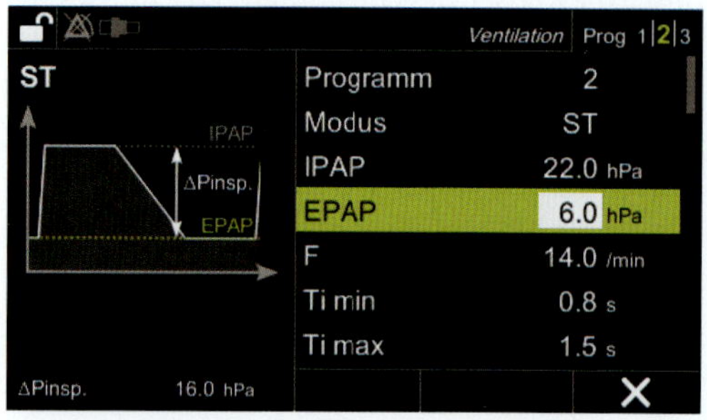

a

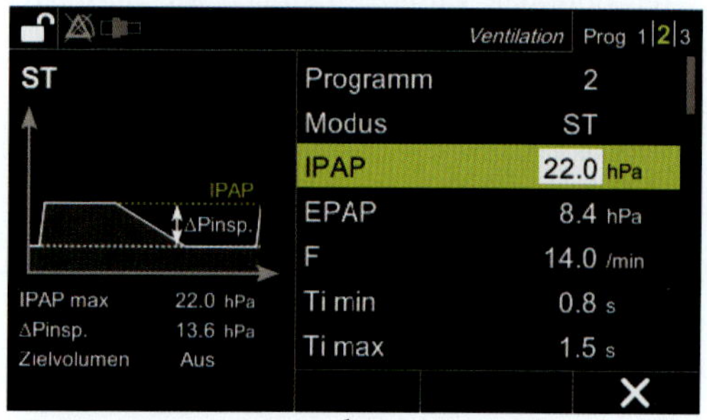

b

Abb. 2.3a+b: Beatmungsdrücke: Einstellmenü eines Beatmungsgerätes mit dargestelltem Atemzyklus. **a:** Exspiratorisches Druckniveau (EPAP); **b:** Inspiratorisches Druckniveau (IPAP).

> Eine individuelle Einstellung eines optimal geeigneten EPAP ist herausfordernd, für den Beatmungserfolg aber durchaus wichtig. Eine Möglichkeit zum praktischen Vorgehen der Titration des EPAP ist eine vorübergehende Nutzung des CPAP-Modus im Beatmungsgerät zur manuellen Suche eines Drucklevels mit einem Optimum aus Therapie nächtlicher Obstruktionen, Komfortempfinden bei der Beatmung und bereits erzielbarer Verbesserung der Blutgase. Dieser Drucklevel kann anschließend als EPAP verwendet werden.

2.2.1. Inspirationsdruck

Das **inspiratorische Druckniveau** (IPAP) wird hinreichend oberhalb des EPAP gewählt, um eine wirksame Druckunterstützung bei der Einatmung zu erreichen. Die Druckunterstützung führt zu einer Erhöhung des Tidalvolumens und zu einer Reduktion der Atmungsarbeit, wobei die Gewichtung zwischen diesen beiden Effekten individuell verschieden ist, je nach Atemantrieb (Lufthunger) und Atmungsinsuffizienz des Patienten. Der Druckunterschied zwischen Ein- und Ausatmungsdruck wird auch als *Pressure Support*, *Driving Pressure* oder Delta-P bezeichnet. Durch beide Effekte wird der CO_2-Gehalt des Blutes in Richtung eines Normalwertes reduziert, was ein Primärziel der häuslichen Beatmung darstellt. Bei chronisch stabilen, hyperkapnischen Patienten mit COPD haben sich IPAP-Werte von 20-25 hPa als wirksam erwiesen. Eine übermäßige Erhöhung des IPAP kann als unangenehm empfunden werden und zu erhöhten Maskenleckagen, sowie zu einem zu starken CO_2-Abfall führen, also einer mechanisch erzwungenen Hypokapnie. Dies kann sich durch Ausprägung einer periodischen Atmung unter Beatmung abzeichnen, welche jedoch durch die Adaption an die Hyperkapnie auch oberhalb der CO_2-Normalwerte vorübergehend auftreten und nach Gewöhnung an die Beatmung wieder abflauen kann. Eine Erhöhung des Tidalvolumens über das auf das Körpergewicht bezogene Normalmaß hinaus sollte in jedem Fall vermieden werden, u.a. um eine Aerophagie oder Schädigung der Lunge (Volutrauma) zu vermeiden. Bei stabilen Beatmungspatienten liegen IPAP-Werte in der Regel im Bereich 15-25 hPa.

> Auch das IPAP-Niveau sollte individuell titriert und vor allem von einem niedrigeren Startwert aus schrittweise erhöht werden, so dass sich die Atmungsregulation des Patienten an die Druckunterstützung adaptieren kann.

Viele Beatmungsgeräte bieten eine automatische Anpassung des IPAP zur Erreichung eines vorab definierten Tidalvolumens an, eine sogenannte Zielvolumensteuerung, bzw. AVAPS *(Average Volume Assured Pressure Support)* oder iVAPS *(intelligent Volume Assured Pressure Support)*. Falls der maximale IPAP nur in bestimmten Phasen, z. B. abhängig von Körperlage oder Schlafstadium benötigt wird, kann darüber der IPAP in den übrigen Phasen abgesenkt werden. Da bei einer nichtinvasiven Beatmung das Tidalvolumen jedoch einer gewissen Schätzunsicherheit unterliegt, bei Maskenleckage häufig über- und bei Mundatmung unterschätzt wird, sollte die Funktion nur bei Bedarf und mit sinnvoll gewählten IPAP-Regelgrenzen genutzt werden.

2.2.2. Inspirationstrigger

Der sogenannte **Trigger** oder Inspirationstrigger ist der Mechanismus des Beatmungsgerätes, mit dem eine Einatembemühung erkannt und durch Umschalten auf den IPAP unterstützt wird. Atemzüge, bei denen der Trigger ausgelöst wurde, werden Spontanatemzüge genannt und an Beatmungsgeräten in der Anzeige häufig mit "S" gekennzeichnet. Dazu wird häufig eine Grundlinie des vom Beatmungsgerät abgegebenen Luftflusses ermittelt, welche den aktuellen geschätzten Spülflow plus Leckageflow darstellt. Überschreitet der augenblicklich abgegebene Luftfluss diese Grundlinie, so wird eine Einatembemühung erkannt. Die Höhe der Überschreitung, die zum Auslösen des Triggers benötigt wird, wird als Triggerschwelle bezeichnet (☞ Abb. 2.4). Eine niedrige Triggerschwelle (kleiner Einstellwert, in der Regel einheitenlos) bedeutet eine geringe benötigte Kraft zum Auslösen des Triggers, eine frühe Druckunterstützung in der Einatmung und ein geringes Risiko verpasster Atemzüge, sog. *Ineffective Efforts.* Sie ist daher vorteilhaft, solange es nicht z.B. bei kleinen Leckageschwankungen oder nach forcierter Ausatmung des Patienten zu Eigentriggerungen des Gerätes kommt, welche eine zu hohe Atemfrequenz erzwingen oder den Patienten dazu bringen, "gegen das Gerät" zu atmen. Moderne Geräte bieten eine optionale automatische Triggerstufe an, welche die Triggerschwelle abhängig von den Druckeinstellungen, der Leckage und dem Atemfluss vorangehender Atemzüge adaptiv anpasst.

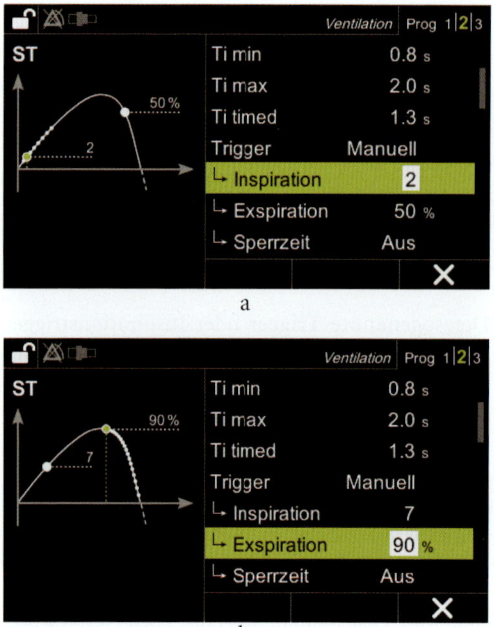

Abb. 2.4a+b: Übergänge zwischen inspiratorischem und exspiratorischem Druckniveau. Einstellmenü eines Beatmungsgerätes mit dargestellter Trigger-Einstellung. **a:** Inspirationstrigger sensitiv; **b:** weniger sensitiv, Exspirations-Trigger umgekehrt.

Eine geeignete Wahl der Triggerschwelle ist die wichtigste Voraussetzung zur Synchronität von Beatmungsgerät und Patient. Empfohlenes Vorgehen:

- Beginne mit einer möglichst niedrigen Triggerstufe oder Stufe "Auto". Dabei sollte die Hintergrundfrequenz vorübergehend niedrig eingestellt oder abgestellt sein, sowie die Druckunterstützung IPAP-EPAP mindestens 10 hPa betragen, um den Trigger bestmöglich bewerten zu können.
- Falls eine ungewöhnlich hohe Atemfrequenz ohne Atempause beobachtet wird oder der Patient berichtet, das Gerät erzwinge eine zu schnelle Atmung, sollte die Triggerschwelle angehoben werden (☞ Abb. 2.5b). Bei den finalen Beatmungsdrücken muss sie eventuell nochmal feinjustiert werden.
- Falls im Atemfluss *Ineffective Efforts* (Einatembemühungen ohne Auslösen des Triggers) oder hohe Triggerlatenzen beobachtet werden, sollte die Triggerschwelle abgesenkt werden (☞ Abb. 2.5b). Ist diese bereits sehr niedrig, so kann ein iPEEP die Ursache sein und eine Anhebung des EPAP eine Verbesserung bewirken.

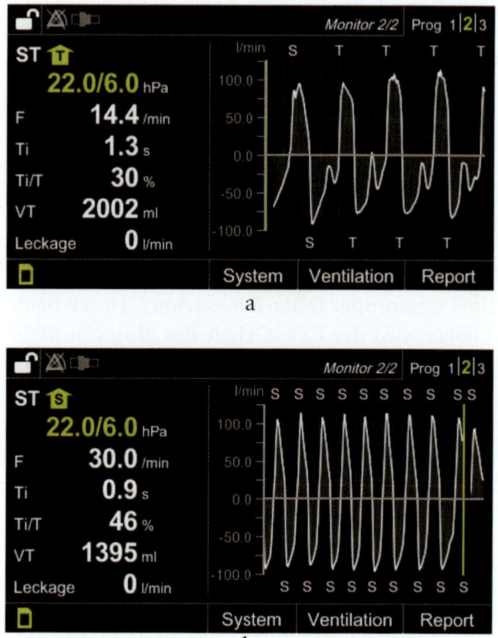

Abb. 2.5a+b: Monitoringansicht eines Beatmungsgerätes mit typischem Flowmuster bei *Ineffective Efforts* (**a:** Trigger nicht sensitiv genug, vergebliche Einatembemühungen des Patienten werden gefolgt von mandatorischen Atemzügen "T") und Selbsttriggerung des Beatmungsgerätes (**b:** Trigger zu sensitiv, zu hohe Atemfrequenz ohne Atempausen bei spontan ausgelösten Atemzügen "S").

2.2.3. Exspirationstrigger

Der **Exspirationstrigger** – häufig auch *Cycling*-Schwelle genannt – wird häufig in der Einheit % eingestellt. Der Prozentwert bezieht sich auf den inspiratorischen Spitzenfluss. Eine Schwelle von 90 % bedeutet also, dass bei einem Abfall des inspiratorischen Flusses auf 90 % seines Spitzenwertes, also bei einem Rückgang um 10 %, die Umschaltung auf den EPAP ausgelöst wird. Ein zu sensitiver Exspirationstrigger beendet die Inspiration zu frühzeitig, also noch während der Einatembemühungen des Patienten. Man nennt dies Premature Cycling. Dies reduziert das inspiratorische Tidalvolumen und kann zu Doppeltriggerungen führen (☞ Abb. 2.6). Dies bedeutet, dass aufgrund des anhaltenden Inspirationsflusses sofort wieder der IPAP ausgelöst wird. Ein zu wenig sensitiver Exspirationstrigger verlängert die Inspirationszeit auf Kosten der Exspirationszeit, wodurch die Exspirationszeit möglicherweise zu kurz wird.

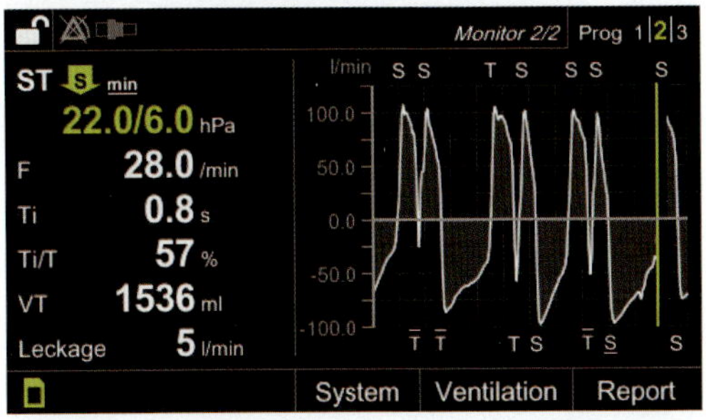

Abb. 2.6: Monitoringansicht eines Beatmungsgerätes mit typischem Flowmuster bei Doppeltriggerungen aufgrund von zu sensitivem Exspirationstrigger / zu kurzer Inspirationszeit, genannt *Premature Cycling.*

Empfohlenes Vorgehen: Optimiere zunächst den Inspirationstrigger und die Druckniveaus IPAP sowie EPAP bei einem Standardwert des Exspirationstriggers von ca. 55 %.

- Treten sichtbare Einatembemühungen auch nach Ende der IPAP-Phase oder gar Doppeltriggerungen auf, reduziere die Sensitivität des Exspirationstriggers.
- Stellt sich ein I:E-Verhältnis (Inspirationszeit zu Exspirationszeit) von mehr als 1:2 ein, erhöhe den IPAP, um das nötige Tidalvolumen in kürzerer Zeit zu applizieren. Wird dies nicht toleriert, erhöhe die Sensitivität des Exspirationstriggers.

Die **inspiratorische Rampensteilheit** definiert, in welcher Geschwindigkeit der Druck von EPAP auf IPAP angehoben wird. Sie wird häufig entweder als Dauer der Rampe in Millisekunden oder in einheitenlosen Stufen angegeben, je kleiner die Stufe desto kürzer und damit steiler die Rampe (☞ Abb 2.7). Steile Rampen können helfen, Lungenareale zu rekrutieren, restriktive Patienten zu beatmen und das nötige Tidalvolumen bei kurzer Inspirationszeit zu erreichen, was wiederum hinreichend lange Exspirationszeiten ermöglicht, z.B. bei exspiratorischen Flusslimitationen. Andererseits kann eine steile Rampe auch als unangenehm empfunden werden und in bestimmten Fällen zu einem Überschwingen des Therapiedruckes über das inspiratorische Niveau hinaus führen. Daher sollte die Rampe immer auch im Dialog mit dem Patienten eingestellt und bei Veränderung von EPAP bzw. IPAP nochmals nachjustiert werden.

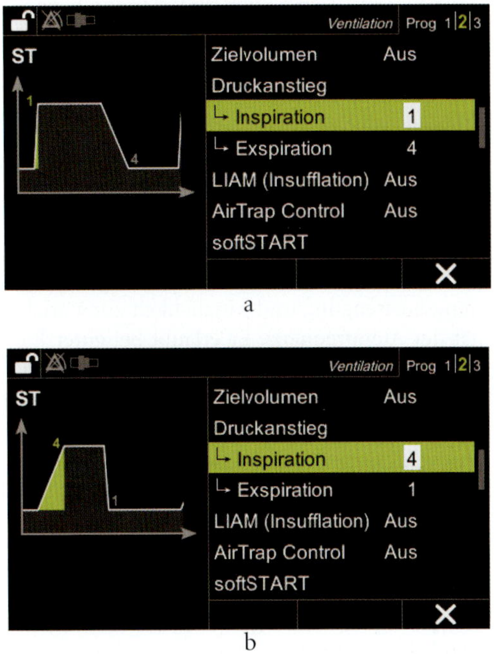

Abb 2.7a+b: Inspiratorische Rampe. Einstellmenü eines Beatmungsgerätes mit dargestellter Rampen-Einstellung. **a:** Inspirationsrampe steil, **b:** flach, Exspirations-Rampe umgekehrt.

2.2.4. Exspiratorische Rampe

Die **exspiratorische Rampensteilheit** definiert, in welcher Geschwindigkeit der Druck von IPAP auf EPAP abgesenkt wird. Sehr steile Rampen können in Kombination mit einem sensitiven Exspirationstrigger zu einer Reduktion der effektiven Druckunterstützung führen und damit zu Doppeltriggerungen. Außerdem können sie einen Kollaps der kleinen Atemwege und damit exspiratorische Flusslimitationen provozieren. Sehr flache Rampen können bewirken, dass der EPAP nicht oder für eine zu kurze Zeit zur Entlüftung der Lungenareale ohne Flusslimitation appliziert wird. Daher sollte die Rampe so eingestellt werden, dass der EPAP bei ca. 25-50 % der Exspirationszeit erreicht wird.

2.3. Häufige Beatmungsmodi

ST-Modus/PSV-Modus

Der ST-Modus wird auch PSV-Modus genannt und ermöglicht eine kontrolliert-assistierte Beatmung. Dies bedeutet, dass der Patient spontane Atemzüge ("S") auslösen kann, die vom Beatmungsgerät unterstützt werden. Bleibt die Spontanatmung jedoch aus oder fällt unter eine bestimmte Mindestfrequenz, so werden vom Gerät zeitgesteuerte ("T"), also mandatorische Atemzüge ausgelöst. Dieser Modus unterstützt die Spontanatmung unter Beibehaltung einer eigenen Atmungsanstrengung und Möglichkeit zur Variabilität der Atemfrequenz. Er erlaubt bei guter Einstellung eine optimale Synchronität von Beatmungsgerät und Patient und stellt damit den am häufigsten angewandten Modus zur Langzeitbeatmung chronisch kranker Erwachsener dar. Wichtigste Einstellungen:

- Hintergrundfrequenz F oder F_{min}: Bei einer Langzeitbeatmung chronisch kranker Patienten sollte diese leicht unterhalb der Spontanatemfrequenz in Ruhe liegen, um zentrale Apnoen und Hypoventilationsphasen zu verhindern.
- $Ti_{min/max}$: Begrenzen die Inspirationszeit nach unten und oben, um diese auch bei inadäquatem Verhalten des Exspirationstriggers, z.B. bei Leckageschwankungen, in einem effektiven Zeitbereich zu halten (☞ Abb. 2.8). Ti_{min} stellt eine minimale Gasaustauschzeit in der Lunge sicher und Ti_{max} indirekt eine minimale Exspirationszeit zur Entlüftung der Lunge.
- Ti_{timed}/Ti: Bei manchen Beatmungsgeräten lässt sich optional bzw. zwangsläufig für mandatorische Atemzüge eine feste Inspirationszeit einstellen, der Exspirationstrigger wird damit für diese Atemzüge deaktiviert.

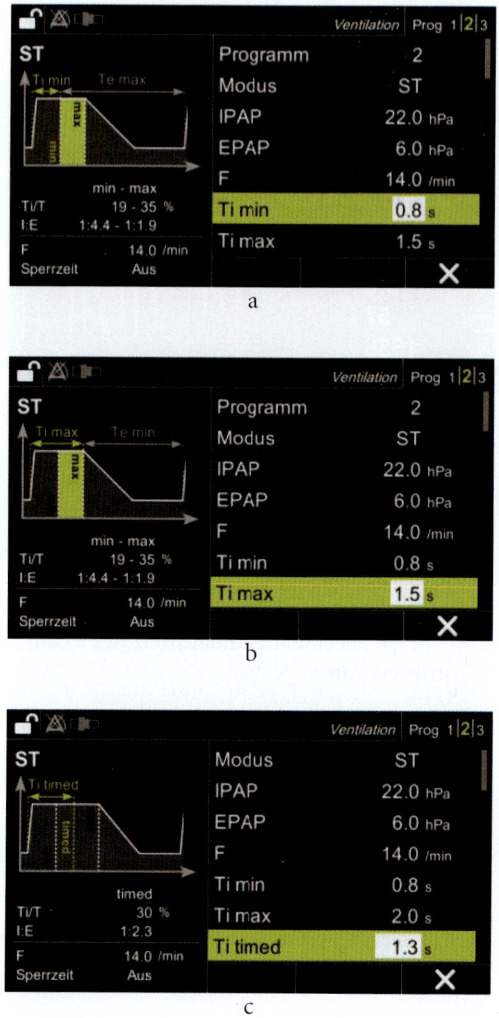

Abb. 2.8a-c: Einstellmenü eines Beatmungsgerätes mit dargestellter Einstellung der minimalen (**a**), maximalen (**b**) und bei mandatorischen Atemzügen *(timed)* (**c**) applizierten Inspirationszeit.

S-Modus

Ein Spezialfall des ST-Modus ist der **S-Modus**, der keine Hintergrundfrequenz besitzt und bspw. zur Optimierung der Trigger- und Rampeneinstellungen oder Titration der Druckniveaus genutzt werden kann. Alternativ kann im ST-Modus auch die Hintergrundfrequenz auf den Wert 0 eingestellt werden. Ein weiterer Spezialfall ist der häufig in der Schlaftherapie angewandte **CPAP-Modus** mit nur einem Druckniveau und daher ohne Einstellmöglichkeiten für Trigger, Druckrampen und Inspirationszeiten. Im CPAP-Modus kann bspw. eine

Gewöhnung an die Atemmaske oder Titration des EPAP-Niveaus erfolgen.

aPCV-Modus oder PC-Modus

Ein weiterer häufig eingesetzter Modus ist der **aPCV** oder **PC**-Modus. Er ähnelt dem ST-Modus, die Inspirationszeit Ti wird jedoch fest eingestellt. Sie gilt für jeden Atemzug, unabhängig davon ob dieser spontan oder mandatorisch ausgelöst wurde. Somit werden Einflüsse des Exspirationstriggers ausgeschlossen, allerdings kann das Gerät dem Atmungsmuster des Patienten auch nur bedingt folgen. Beschleunigt der Patient z.B. seine Atemfrequenz, so bleibt möglicherweise nicht genügend Exspirationszeit – oder der Patient beginnt mit seiner Ausatmung bereits gegen den IPAP vor dem Cycling. Somit können im aPCV-Modus etwas leichter Asynchronien entstehen.

MPV-Modus

Bei Patienten, die auch tagsüber zur Bewältigung ihres Alltags hin und wieder eine Atmungsunterstützung benötigen, eignet sich auch der **MPV-Modus** *(Mouth Piece Ventilation)*, von dem mehrere Subtypen existieren. In diesem Modus wird ein Mundstück als Patienteninterface angeschlossen und in Reichweite des Patienten montiert, z.B. bei neuromuskulären Patienten an einem Greifarm am Rollstuhl. Umschließt der Patient dieses mit dem Mund und atmet ein, so wird eine IPAP-Phase zur Atmungsunterstützung ausgelöst. Zur Ausatmung lässt der Patient das Mundstück wieder los und kann nun ungehindert sprechen, trinken, essen etc. ohne eine Maske auf dem Gesicht. Steigt seine Atemnot an, kann er wieder über das Mundstück eine Atemunterstützung erhalten.

Der MPV-Modus kann nicht für die nächtliche Beatmung eingesetzt werden, da das Interface im Schlaf nicht mit dem Mund festgehalten werden kann. Für diesen Fall und allgemein für die Möglichkeit, tagsüber und nachts unterschiedliche Einstellungen zu verwenden, besitzen moderne Geräte häufig **mehrere Beatmungsprogramme**, zwischen denen der Patient selbständig umschalten kann. Auch für Situationen wie körperliches Training oder Phasen mit Infekt können somit spezielle Programme bereitgestellt werden.

2.4. Monitoring der Heimbeatmungs-Effektivität zur Bestätigung bzw. Optimierung der Einstellungen

Echtzeit-Monitoring

Moderne Beatmungsgeräte stellen an ihrem User Interface Echtzeit-Signale dar, mindestens den aktuellen Verlauf von Therapiedruck und Atemfluss des Patienten (☞ Abb. 2.5 und 2.6). Damit lässt sich insbesondere die Synchronität zwischen Maschine und Mensch bewerten, sowie anhand der Flusskontur das Auftreten von inspiratorischen oder exspiratorischen Flusslimitationen. Parameter wie Tidalvolumen und aktuelle ungewollte Leckage werden meist als Zahlenwert dargestellt und ermöglichen einen Überblick über die Effektivität der Beatmung. Häufig können diese Daten über eine Fernsteuer-Software auch remote dargestellt werden, z.B. im Auswerteraum eines Schlaflabors.

Therapie-Historie

Entweder über das Display oder über die Auslese-Software lässt sich bei Therapiekontrollen die Effektivität der häuslichen Beatmung überprüfen. Folgende Parameter sind besonders relevant:

- Nutzungsdauer und Nutzungsschema: eine regelmäßige Nutzung ist Voraussetzung zur Wirksamkeit der Beatmung bei der CO_2-Senkung, insb. bei COPD und OHS. Ziel sind mindestens 6 Stunden täglich, bzw. während der Nacht.
- Ungewollte Leckage: Ist diese erhöht, so treten häufig Nebenwirkungen auf, die wiederum die Adhärenz zur Beatmung beeinträchtigen. Außerdem werden bei steigender Leckage die physiologischen Monitoring-Parameter unzuverlässig und sollten erst nach Behebung der Leckageprobleme bewertet werden.
- AHI: nächtliche Verschlüsse der oberen Atemwege verhindern eine effektive Beatmung und lassen Atemfrequenz, Tidalvolumen, etc. stark schwanken.

- Atemfrequenz/Tidalvolumen: Hierzu werden meist Werteverteilungen, also Mediane und Streuungen pro Therapietag angegeben. Darüber lässt sich bewerten, ob die Werte weitgehend im physiologisch zu erwartenden Bereich liegen. Starke Streuungen lassen Beeinträchtigungen wie Asynchronien oder Verschlüsse der Atemwege oder Leckageschwankungen vermuten.
- Ereignis- und Alarmlisten: Hierüber können technische Probleme bzw. *Interface*-Probleme erkannt werden.

Externes Monitoring

Die wichtigste Aussage über die Effektivität der Beatmung liefern die Blutgase, die sich über Pulsoximeter, $ptCO_2$-Messung oder Atemstrommessung kontinuierlich messen lassen. So können z.B. nächtliche Phasen der Hypoventilation erkannt werden. Über eine Polygraphie können zusätzlich Asynchronien und Obstruktionen der Atemwege unter Beatmung detektiert werden. Blutgasanalysen bieten einen Überblick über CO_2 und Säure-Basen-Haushalt, also über die Erreichung der Therapieziele.

Telemonitoring

Moderne Beatmungsgeräte bieten die Option, die genannten Parameter zur Bewertung der Effektivität auch engmaschig im Telemonitoring zu beobachten. Rings um die verfügbare Technik müssen sich noch Versorgungsstrukturen etablieren und rechtliche Fragen geklärt werden.

2.5. Häufige Schwierigkeiten bei der Heimbeatmung und passende Lösungsansätze

- Trockene Mund-/Nasenschleimhäute, häufig bedingt durch Mundleckagen: Atemluftbefeuchter, Kinnband, *Full face*-Maske mit guter Anpassung auch bei offenem Mund
- Druckstellen durch die Maske und/oder Undichtigkeiten: Auswahl und Anpassung einer optimal für den Patienten passenden Maske
- Motivationsprobleme und mangelnde Adhärenz zur Beatmung: Aufklärung über den Nutzen, Beseitigung von Barrieren, Setzen von Zielen mit Eigen-Commitment des Patienten
- Einschlafprobleme: Auswahl eines leisen Gerätes mit leisem Zubehör, Nutzung einer Einschlaframpe für den Beatmungsdruck
- Deventilationssyndrom/Luftnot bei Therapieende: Optimierung der Beatmungseinstellungen, Nutzung einer inversen Rampe bei Therapieende

2.6. Literatur

Ackrivo J, Elman L, Hansen-Flaschen J. Telemonitoring for home assisted ventilation: A narrative review. Annals of the American Thoracic Society 2021.

Arnal JM, Couzinou B, Texereau J, Garnero A. Setting up home noninvasive ventilation. Chronic Respiratory Disease 2019;16:1-14.

Arnal JM, Texereau J, Garnero A. Practical insight to monitor home NIV in COPD patients. COPD: Journal of Chronic Obstructive Pulmonary Disease 2017;14(4): 401-410.

Duiverman ML. Noninvasive ventilation in stable hypercapnic COPD. What is the evidence? ERJ Open Res 2018; 4(2):00012.

Janssens JP, Michel F, Schwarz EI, Prella M, Bloch K, Adler D, Brill AK, Geenens A, Karrer W, Ogna A, Ott S, Rüdiger J, Schoch OD, Soler M, Strobel W, Uldry C, Gex G. Long-term mechanical ventilation. recommendations of the Swiss Society of Pulmonology. Respiration 2021.

Larsen R, Ziegenfuß T. Pocket Guide Beatmung. Springer-Verlag Berlin Heidelberg 2015.

Storre HJ, Callegari J, Magnet FS, Schwarz SB, Duiverman ML, Wijkstra PJ, Windisch W. Home noninvasive ventilatory support for patients with chronic obstructive pulmonary disease. Patient selection and perspectives. Int. J. COPD 2018;13:753-760.

Windisch W, Dreher M, Geiseler J, Siemon K, Brambring J, Dellweg D, Grolle B, Hirschfeld S, Köhnlein T, Mellies U, Rosseau S, Schönhofer, B, Schucher B, Schütz A, Sitter H, Stieglitz S, Storre J, Winterholler M, Young P, Walterspacher S. Pneumologie 2017;71(11):722-795.

3. Praktische Aspekte der Beatmungseinleitung bei nicht-invasiver Beatmung

3.1. Ziele der nicht-invasiven Beatmung (NIV)

Durch Unterstützung oder Übernahme der Atmung durch die nicht-invasive Beatmung wird unmittelbar eine Verbesserung der alveolären Ventilation, im Idealfall ihre Normalisierung erreicht.

Das Ausmaß der ventilatorischen Insuffizienz und die Verbesserung derselben durch die Beatmung wird mittels Blutgasanalyse anhand des Kohlendioxidpartialdruckes (pCO_2) gemessen. Ziel ist entsprechend eine Normalisierung oder zumindest deutliche Reduktion des pCO_2. Es wird davon ausgegangen, dass der Effekt der meist nächtlichen, nicht-invasiven Beatmung über die eigentliche Beatmungszeit hinausgeht und auch in die Zeit der Spontanatmung hineinwirkt. Hierfür sind mehrere Effekte verantwortlich, wie ein verbessertes Ansprechen des Atemzentrums auf Kohlendioxid (CO_2), eine verbesserte Atemmechanik und eine Zunahme der Atemmuskelstärke [1].

Durch die im Weiteren beschriebenen Probleme kann der Erfolg limitiert werden, so dass nicht in jedem Falle eine Normalisierung des pCO_2 erreicht werden kann.

Insbesondere bei Patienten mit einer COPD als Ursache für das ventilatorische Versagen hat sich in den letzten Jahren aufgrund der nachweislichen Effektivität eine Beatmung mit Inspirationsdrücken meist zwischen 25 mbar und 30 mbar durchgesetzt [2].

Als *High Intensity* wurde in der Studie ein Inspirationsdruck von 28,6 $\pm$ 1,9 mbar definiert und gegenüber einer Beatmung mit niedrigeren Drücken in Bezug auf die Senkung des pCO_2 untersucht.

Die gängigen Beatmungsgeräte lassen einen Inspirationsdruck von 30 mbar zu, womit im Normalfall eine nicht-invasive Beatmung effektiv möglich ist. Für Ausnahmen gibt es Geräte, mit der Möglichkeit den Inspirationsdruck bis auf 40 mbar zu steigern. Erfahrungsgemäß kommt es bei Inspirationsdrücken jenseits der 30 mbar jedoch zu einer deutlichen Zunahme von druckassoziierten Problemen wie Druckulcerationen und Leckagen.

Eine NIV-Therapie sollte im Normalfall jede Nacht über mindestens 6 Stunden durchgeführt werden. Eine lege artis durchgeführte und entsprechend vom Patienten genutzte NIV-Therapie verbessert neben dem Wohlbefinden und der Leistungsfähigkeit auch die Lebenserwartung und senkt bei Patienten mit COPD die Häufigkeit von Exazerbationen und Krankenhauseinweisungen. Hierzu liegt eine Fülle an Literatur aus den letzten über zwanzig Jahren vor. Eine weiterhin gute Literaturübersicht findet sich in der bereits zitierten Leitlinie [1].

Ob das gemessene und zur Therapiesteuerung etablierte pCO_2 direkt Einfluss auf die Lebenserwartung der Patienten hat, ist allerdings noch Gegenstand von Studien. So gibt es sich widersprechende Studien, die einerseits von einem ursächlichen Zusammenhang ausgehen [3] oder andererseits davon, dass die verbesserte Lebenserwartung zumindest bei Patienten mit COPD eher nicht abhängig von der Senkung des pCO_2 ist [4].

3.2. Beatmungseinleitung

Wenn die Indikation zur Einleitung einer nicht-invasiven Beatmung gestellt ist, stehen zunächst grundsätzliche Erwägungen an. Hierzu zählt vor allem die Wahl des Beatmungsgerätes, welche in erster Linie abhängig ist von den zu erwartenden Parametereinstellungen. Außerdem muss ein passendes Interface gewählt werden, üblicherweise eine Konfektionsmaske.

Welches Maskenmodell primär gewählt wird, hängt von den individuellen Gegebenheiten des Einzelfalls ab.

3.2.1. Wahl des Interfaces

Bei der invasiven Beatmung gelangt die Luft vom Respirator sicher durch das Schlauchsystem und den Tubus oder die Trachealkanüle in die Atemwege. Ein Druckverlust und damit Volumenverlust ist nur durch die Gegebenheiten der Strömungswiderstände z.B. durch den Tubusdurchmesser zu erwarten. In der invasiven Beatmung kommen geschlossene *(non-vented)* Systeme zum Einsatz.

Bei der nicht-invasiven Beatmung hingegen befindet sich die Maske nicht in den Atemwegen liegend, sondern dem Gesicht aufliegend. Hieraus ergeben sich die beiden Hauptprobleme. Dies sind Leckagen und Druckschäden.

In der nicht-invasiven Beatmung kommen überwiegend offene *(vented)* Systeme zum Einsatz. Das bedeutet, dass die Ausatemluft über ein integriertes Ausatemventil in der Maske entweicht (☞ Abb. 3.1a+b). Eine Kohlendioxidrückatmung ist so kaum möglich. Es ist entsprechend streng darauf zu achten, dass nicht versehentlich eine sogenannte non-vented Maske, also eine Maske ohne Ausatemventil, mit einem Beatmungsgerät und Schlauchsystem für eine offene Beatmung verbunden wird, da es sonst zu einer raschen Kohlendioxidrückatmung des Patienten kommt.

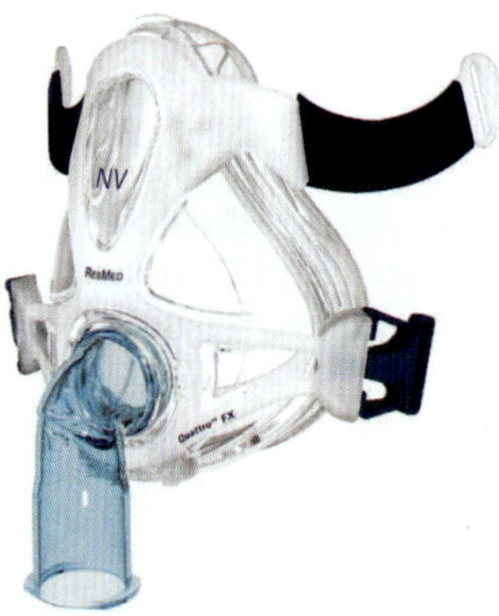

a

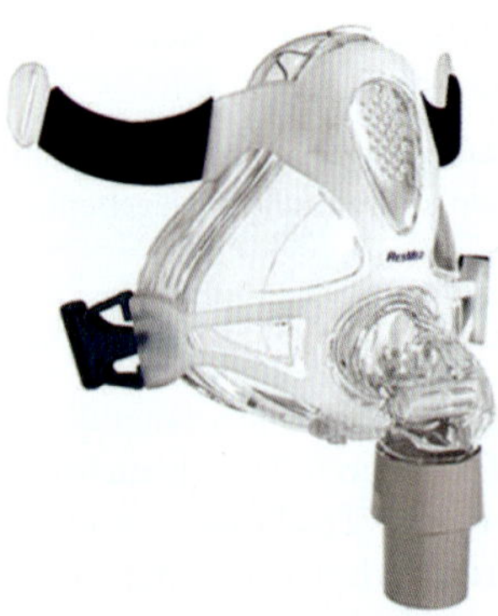

b

Abb. 3.1a+b: **a:** Non-vented Maske, blaues Ansatzstück ohne Leckageventil; **b:** vented Maske, durchsichtiges Ansatzstück mit Leckageventil.

Diese Gefahr besteht insbesondere dann, wenn ein Patient zunächst mit einem Intensivrespirator mit geschlossenem Atemkreislauf, also Zweischlauchsystem mit Rückatemschlauch beatmet wurde. Wird im Verlauf auf ein nicht-invasives Beatmungsgerät (Turbinengerät) gewechselt, welches üblicherweise mit einem Leckagesystem (Einschlauchsystem) genutzt wird, so muss entweder die Maske gegen eine solche mit Ausatemventil gewechselt werden, oder ein entsprechendes Ventil (*Swivel*-Ventil) eingebaut werden.

Bei Einleitungen insbesondere auf der Intensivstation mit paralleler Nutzung von NIV-Geräten *(vented)* und Intensivrespiratoren *(non-vented)* besteht immer die Gefahr der Verwechslung.

Wenn bewusst eine Maske ohne Ausatemöffnung gewählt wird, weil z.B. die Ausatemluft infektiös ist, kann unterhalb der Maske ein Ausatemventil (*Swivel*-Ventil) und ein HME-Filter *(Heat and Moisture Exchanger)* eingesetzt werden. So bleibt die Möglichkeit eines offenen Systems bestehen. Sollte dies nicht möglich sein, kann zum Schutz der Umgebung auf ein geschlossenes System gewechselt werden, solange Infektiosität besteht.

Bei der nicht-invasiven Beatmung außerhalb des Krankenhauses haben geschlossene Systeme keinen Stellenwert.

In jedem Fall wird eine Maske gewählt, die in Passform und Größe der individuellen Gesichtsform und eventuell den Vorlieben des Patienten entspricht. Wichtig ist, dass der Patient sich insbesondere im Moment des ersten Kontaktes mit der Beatmung möglichst wohl fühlt und das Interface den Notwendigkeiten der Therapie entspricht. Dies sind wie erwähnt vor allem eine ausreichende Dichtigkeit mit möglichst wenigen Leckagen bei gleichzeitig gutem Sitz ohne die Gefahr von Druckulzerationen. Die Einleitung einer nicht-invasiven Beatmung sollte immer in einer ruhigen und für den Patienten als sicher empfundenen Atmosphäre erfolgen, da der erste Kontakt zu Maske und Positivdruckbeatmung vom Patienten häufig angstbesetzt ist und gleichzeitig von entscheidender Bedeutung für die weitere Therapieannahme ist.

Bei der Auswahl sollte initial mit bedacht werden, dass der Patient selbst in der Lage sein muss, die Maske sowohl auf- als auch abzusetzen. Auch wenn durch Angehörige oder professionelle Pflege eine Hilfestellung möglich sein kann, muss gewährleistet sein, dass im Notfall (z.B. Erbrechen) zumindest solche Masken, die Mund und Nase bedecken, jederzeit abgenommen werden können. Mittlerweile stehen Masken mit äußerst einfachen Verschlusssystemen zur Verfügung. Im Einzelfall können einige Masken aber auch durch z.B. Reißleinen an den Verschlüssen ergänzt werden, um eine rasche Abnahme zu ermöglichen. Im Extremfall muss über eine dauerhafte Überwachung oder über den Wechsel auf eine invasive Beatmung nachgedacht werden.

3.2.2. Maskentypen

Es stehen im Wesentlichen vier Kategorien von Masken und als Sonderform das Mundstück zur Verfügung. Diese sind in Abb. 3.1 dargestellt. Der Beatmungshelm spielt im klinischen Alltag keine Rolle.

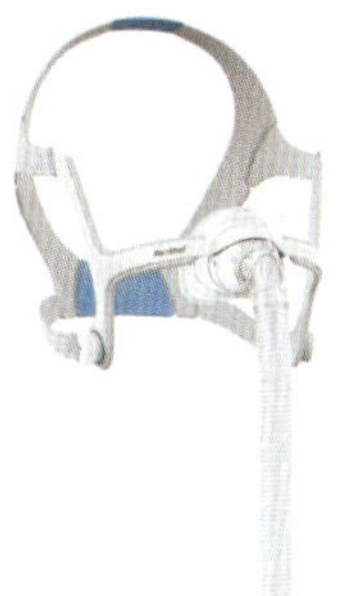

a

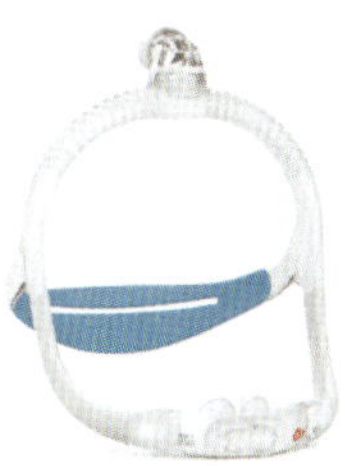

b

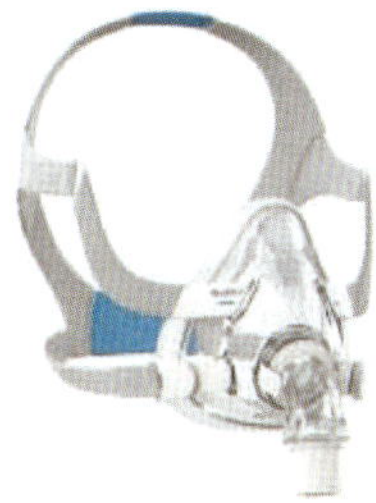

c

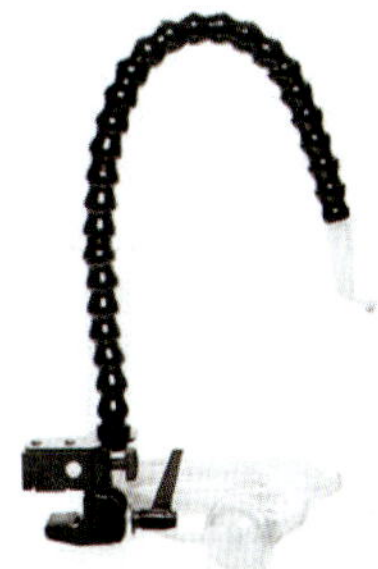

d

Abb. 3.2a-d: Verschiedene Interfaces. **a:** Nasenmaske *(nasal mask)*; **b:** Nasenpolstermaske *(nasal pillow)*; **c:** Mundnasenmaske *(oronasal mask)* oder Vollgesichtsmaske *(full face mask)*; **d:** Mundstück (*mouthpiece*), hier mit Montagevorrichtung.

Im niedrigen Druckbereich ist meistens eine reine Nasenmaske ausreichend, weswegen häufig mit einer solchen begonnen werden kann. Bei höheren Drücken muss oft auf eine Mundnasenmaske zurückgegriffen werden. Helme sind für eine Heimbeatmung ungeeignet und werden nur noch in sehr seltenen Ausnahmefällen unter stationären Bedingungen genutzt.

Aus der Schlafmedizin ist bekannt, dass Masken, die den Mund mit abdecken über den Druck auf den Unterkiefer zu einer verstärkten Obstruktion der oberen Atemwege führen können, was den Therapieerfolg bei Patienten mit obstruktiver Schlafapnoe einschränkt [5]. Auch für Patienten mit neuromuskulären Erkrankungen gibt es vereinzelt Hinweise hierfür, die sich in größeren Studien jedoch nicht bestätigen ließen [6]. Für Patienten mit COPD oder OHS konnten ebenfalls keine relevanten Unterschiede gefunden werden [7].

Die Wahl der richtigen Maskengröße kann zunächst mit Schablonen erfolgen, die von den Maskenherstellern zur Verfügung gestellt werden. Die Wahl des Maskenmodells sollte anhand der Ge-

	Nasenmaske	Nasenpolster-maske	Mund-nasenmaske	Vollgesichts-maske	Mundstück
Bessere Akzeptanz/ seltener Engegefühl	+	+	–	–	+
Husten, Essen, Sprechen	+	+			+
Weniger Auflagefläche	+	+	–	–	+
Weniger Konjunktivitis	–	+	–	–	+
Weniger Leckagen	Ggf. über den Mund	+	+	+	n.b.

Tab. 3.1: Vorteile (+) und Nachteile (–) unterschiedlicher Maskentypen. Nach [9].

sichtsform und der zu erwartenden Notwendigkeiten erfolgen. In sehr seltenen Einzelfällen, in denen aufgrund von besonderen Gesichtsphysiognomien oder z.B. bei Operationen im Gesichtsbereich in der Vergangenheit keine Konfektionsmaske zu einer ausreichenden Passform führt, kann eine Individualmaske angepasst werden. Aufgrund der zunehmenden Zahl von unterschiedlichen Masken und der Möglichkeit ggf. zwei Masken im Wechsel zu gebrauchen um Druckulzerationen vorzubeugen, ist dieses Vorgehen jedoch Einzelfällen vorbehalten. In der Erwachsenenmedizin gibt es keine belastbaren Studien, die einen Vorteil von Individualmasken gegenüber Konfektionsmasken nachgewiesen hätten.

3.2.3. Grundsätzliche Erwägungen zur Wahl des Beatmungsgerätes

Von verschiedenen Herstellern stehen unterschiedliche Beatmungsgeräte zur Verfügung, die sich leicht unterscheiden. Um möglichst ein optimales Gerät für die jeweilige Indikation zu wählen, sollte man mit den zur Verfügung stehenden Geräten soweit vertraut sein, dass man die jeweiligen Beatmungsmodi, Druckgrenzen und Einstellparameter kennt.

Je nach Indikation sollte entsprechend ein Gerät mit einem ausreichend hohen Inspirationsdruck gewählt werden.

Die Einstellung des EPAP zur Überwindung des intrinsischen PEEP bei Patienten mit COPD kann anspruchsvoll sein, stellt jedoch an die Geräte keine besondere Anforderung dar. Eine automatische Messung des intrinsischen PEEP und Anpassung des EPAP ist bei einigen Geräten möglich. Bei Patienten mit COPD kann es durch Selbsttriggerung im Autotrigger-Modus zum Entstehen einer dynamischen Hyperinflation kommen, es sollte in diesen Fällen auf eine ausreichende manuelle Einstellbarkeit der Trigger geachtet werden. Zu dieser Problematik sei auch auf den Abschnitt zu Patienten-Ventilator-Asynchronien sowie auf das Kap. 2. "Technische Grundlagen der Heimbeatmung" und das Kap. 4.2. zur Beatmungseinleitung bei Patienten mit COPD verwiesen.

Insbesondere bei Patienten mit Obesitas-Hypoventilationssyndrom kann ein Auto-ST-Modus von Vorteil sein, bei dem in Analogie zum APAP-Modus in der Therapie der obstruktiven Schlafapnoe der optimale EPAP zur Schienung der oberen Atemwege vom Beatmungsgerät kontinuierlich gemessen und den wechselnden Notwendigkeiten z.B. bei Lageveränderung angepasst wird. Bei komplizierteren Fällen kann auch ein volumengesicherter, druckkontrollierter Modus hilfreich sein. Insbesondere bei adipösen Patienten kann ein inspiratorischer Druck >30 mbar in Einzelfällen notwendig sein. In diesem Fall ist eine erhöhte Leckage mit zu bedenken. Die Problematik der Beatmungseinleitung dieser Patientengruppe wird tiefergehend in Kap. 4.3 erörtert.

Nicht zuletzt sollte im Rahmen der Ersteinleitung auch der mögliche Krankheitsverlauf bedacht werden. Beispielsweise kann bei Patienten mit neuromuskulären Erkrankungen eine Ausweitung der Beatmung auf eine Mundstückbeatmung notwendig werden oder die Beatmungszeit auf über 16 Stunden steigen, was eine Versorgung mittels Akkugerät nach sich ziehen muss. Auch sind nicht alle Geräte für eine "lebenserhaltende Beatmung" zugelassen. Eine lebenserhaltende Beatmung ist definiert als eine Beatmungszeit von >16 Stunden innerhalb von 24 Stunden. In diesem Fall muss auch ein zweites Beatmungsgerät verordnet werden, um einen Geräteausfall kompensieren zu können. In der Praxis hat es sich bewährt, in solchen Fällen baugleiche Geräte zu verordnen, um eine sichere Handhabung bei Patient und Pflegepersonal sicherzustellen.

Auf die Therapie einzelner Indikationsgruppen sowie auf die technischen Aspekte wird in den entsprechenden Kapiteln detailliert eingegangen.

3.3. Häufige Probleme bei nicht-invasiver Beatmung

3.3.1. Compliance

Eine ausreichende Mitarbeit der Patienten ist eine *conditio sine qua non.* Es muss davon ausgegangen werden, dass eine Nutzungszeit unter vier bis sechs Stunden innerhalb von 24 Stunden einen Therapieerfolg in Frage stellt. Um eine ausreichende Therapieakzeptanz zu erreichen, sind einige Voraussetzungen zu erfüllen und Probleme zu vermeiden. Es sind dies vor allem:

- Inadäquate Alarme
- Leckagen
- Druckstellen
- Behinderte Nasenatmung, trockene Schleimhäute, Rhinitis
- Konjunktivitis
- Schlechte Schlafqualität
- Aerophagie
- Panik oder Angst unter der Maske
- Patienten-Ventilator-Asynchronie

3.3.2. Alarme

Die Einstellung von Alarmen muss sehr sensibel und individuell erfolgen. Zwar sind Alarme notwendig, um die Patienten vor Fehlfunktionen zu schützen, jedoch führen häufige Alarme mit der entsprechenden Unterbrechung des Schlafes rasch zu einer Abnahme der Compliance.

3.3.3. Leckagen

Leckagen sind ein häufiges Problem und verursachen ihrerseits weitere Probleme bei einer nicht-invasiven Beatmung. Bei großen Leckagen wird eine suffiziente Beatmungseinstellung fast unmöglich.

Leckagen führen aufgrund des gesteigerten Luftflusses häufig zu Xeropthalmie und Konjunktivitis sowie Xerostomie. Auch ein leistungsstarker Befeuchter ist mit einer großen Leckage rasch überfordert. Außerdem kommt es durch die zunehmende Arbeit der Turbine zu einer wachsenden Lärmbelästigung mit Schlafproblemen, ggf. auch eines Partners, was zusätzlich die Akzeptanz verschlechtert.

Wird versucht, der Leckage durch ein festeres Anziehen der Maskenbänder zu begegnen, steigt die Gefahr von Schmerzen und Druckproblemen an den Auflageflächen bis hin zu Ulzerationen.

Des Weiteren verursachen große Leckagen zunehmende Patienten-Ventilator-Asynchronien (PVA), beginnend mit unsensiblen Triggern bis hin zur völligen Desynchronisation. Dies wiederum führt zu einer weiteren Abnahme des Patientencomfort, schlechterer Wirksamkeit der Beatmung mit fehlendem Benefit des Patienten und wiederum geringerer Compliance. Grundsätzlich gilt, je höher die Beatmungsdrücke, desto höher die Wahrscheinlichkeit von Leckagen.

3.3.4. Druckstellen

Druckstellen führen zu Schmerzen und teils rasch zu Ulzerationen. Ursache sind zumeist ein schlechter Maskensitz und/oder ein zu starkes Anziehen der Maskenbänder. Schmerzen und Ulzerationen verhindern rasch eine ausreichende Nutzung der NIV-Therapie und sollten von vornherein vermieden werden. Sollte es notwendig sein, muss die Maske auch mehrfach gewechselt werden oder eine zweite Maske mit anderen Auflagepunkten hinzugenommen werden. In Einzelfällen können Gelpflaster eingesetzt werden, um Ulzerationen unter der Maske zum Abheilen zu bringen. Sollte es notwendig sein, müssen die Beatmungseinstellungen geändert oder die Beatmungszeiten reduziert werden. Ultima Ratio kann die Anpassung einer Individualmaske sein.

3.3.5. Nasenprobleme, Xerostomie

Viele Patienten klagen über Probleme an den Nasenschleimhäuten. Auch hier sind hohe Flüsse, häufig als Folge von Leckagen, ein Hauptproblem. Liegen keine Leckagen vor, ist auf eine ausreichende Funktion des Warmluftbefeuchters zu achten, um die Einatemluft feucht und warm zu halten.

Insbesondere bei ausgeprägt trockenen Schleimhäuten in Nase und Mund ist darauf zu achten. Auch kann man zur Anwendung an der Nase entsprechende rückfettende Salben einsetzen. Gegen Schleimhautschwellungen und Rhinitis kommen abschwellende Nasensprays zum Einsatz, deren Nebenwirkungen und Nachteile beachtet werden müssen.

3.3.6. Schlechte Schlafqualität

Die Schlafqualität wird durch die NIV-Therapie zwangsläufig stark beeinflusst. Wenn die einzeln beschriebenen Probleme gelöst sind und trotzdem Schlafprobleme vorliegen, kann der Schlaf ggf. medikamentös unterstützt werden, wobei bei der Wahl des Medikaments darauf geachtet werden muss, nicht weitere Probleme zu generieren wie Abhängigkeit oder zentrale Atmungsstörungen.

3.3.7. Aerophagien

Insbesondere bei hohen Beatmungsdrücken kann es zu einem Übertritt von Luft in den Ösophagus und den Magendarmtrakt kommen. Dies führt zu Druck- und Völlegefühl bis hin zu starken Schmerzen. Außerdem kommt es vermehrt zu Aufstoßen und Blähungen. Bei Patienten, die stark betroffen sind, kann es notwendig werden, den Inspirationsdruck zu senken und ggf. die Anstiegszeit zu verlängern. Auch ist eine Medikation mit beispielsweise Simethicon möglich und kann in leichten Fällen ausreichend sein. In schweren Fällen kann eine suffiziente Therapie durch Aerophagien unmöglich gemacht werden.

3.3.8. Angst und Panik

Angststörungen und Panikanfälle als Folge oder auch als Auslöser von akuter Dyspnoe sind bei Patienten mit chronischer Luftnot häufig zu beobachten. Im Falle von Panik oder Angst als Ursache einer Therapieablehnung gestaltet sich die Therapie häufig sehr schwierig.

Grundsätzlich stehen zur Therapie von Angststörungen psychotherapeutische sowie medikamentöse Möglichkeiten zur Verfügung. Jedoch ist in der Kürze eines stationären Aufenthaltes zur Beatmungseinleitung die Lösung des Problems häufig nicht möglich. Sollte eine kurzfristige Intervention im stationären Aufenthalt nicht erfolgreich sein, kann es notwendig werden, der Beatmungseinleitung eine entsprechende Therapie voranzustellen.

In leichten Fällen kann eine Bedarfsmedikation mit Neuroleptika oder Opiaten hilfreich sein. Eine Berücksichtigung eventueller Begleiterkrankungen sollte hierbei erfolgen.

3.3.9. Patienten-Ventilator-Asynchronie

Der Begriff der Patienten-Ventilator-Asynchronie (PVA), bezeichnet einen Zustand, in dem die Beatmung durch eine gestörte Koordination zwischen Mensch und Beatmungsmaschine ineffektiv wird. Eine Asynchronie zwischen Beatmungsmaschine und Patient kann nicht nur bei nicht-invasiver Beatmung auftreten, sondern auch bei wachen oder nicht ausreichend sedierten Patienten mit invasiver Beatmung in der außerklinischen Heimbeatmung oder auf einer Intensivstation. Insofern können PVA auch ein Weaning erschweren, was jedoch nicht zum Themenbereich dieses Buches gehört.

Im Idealfall der nicht-invasiven Beatmung oder auch der invasiven Beatmung wacher Patienten "erkennt" die Maschine das Atmungsmuster des Patienten und unterstützt entsprechend (z.B. S-Modus), ohne den Patienten in seinem Rhythmus zu stören. Alternativ gibt die Maschine das Atmungsmuster vor und der Patient lässt sich vollständig beatmen ohne den Rhythmus der Maschine zu stören (z.B. T-Modus). Wenn diese Koordination nicht stimmt, weil z.B. fälschlicherweise von der Maschine eine Einatmung begonnen und der Inspirationsdruck abgegeben wird, obwohl der Patient noch in der Ausatmung ist, wird dies vom wachen Patienten als unangenehm empfunden. Im Schlaf wird dies zwar meist nicht bemerkt, jedoch bleibt diese gestörte Kommunikation, oder PVA, nicht folgenlos. PVA sind immer wieder Ursache von NIV-Versagen und mangelhafter Compliance bei meist fehlendem Therapiebenefit [6].

Asynchronien können in fast jeder Phase des Atemzyklus auftreten. Besonders vulnerabel sind die Phasenwechsel, also der Beginn der Einatmung und der Beginn der Ausatmung.

Asynchronie	Typ	Grund	Lösung
Trigger Delay	Asynchronie zwischen Atemantrieb und Inspirationstrigger Zwischen erster Einatembemühung des Patienten und dem Beginn der Einatmung durch den Respirator vergehen >100 ms	• niedrige Triggersensitivität • niedriger Atemantrieb • intrinsischer PEEP • Widerstandserhöhung im HME-Filter oder ähnlichem	• Triggersensitivität anpassen • PEEP anpassen • HME-Filter tauschen
Ineffective Efforts	Eine Einatmungsanstrengung des Patienten wird nicht vom Respirator beantwortet	• niedrige Triggersensitivität • zu schwache Atmungsbemühung • hoher intrinsischer PEEP • nicht kompensierbare Leckage • Inspirationszeit zu lang	• Triggersensitivität anpassen • PEEP anpassen • Inspirationszeit verkürzen
Auto-Triggering	Wechsel der Atemphase wird ohne adäquaten Reiz ausgelöst	• zu hohe Triggersensitivität • nicht kompensierbare Leckagen • falsche Triggerreize von außen	• Trigger anpassen • Leckagen beheben
Double-Triggering	Zwei Inspirationen werden nur durch eine sehr kurze Exspiration getrennt	• zu kurzes Cycling durch nicht ausreichende Unterstützung der Atmung durch den Respirator • zu unsensibler Exspirationstrigger	• Inspirationszeit erhöhen • Druckanstiegszeit optimieren
Cycling-Asynchronie	Missverhältnis zwischen der "Ausgabe" des Atemzentrums des Patienten und der Inspirationszeit des Ventilators	• neurale Zeit > Inspirationszeit ⇒ *Premature Cycling* • neurale Zeit < Inspirationszeit ⇒ *Delayed Cycling*	• Inspirationszeit ändern • Leckagen überprüfen • zu starke Unterstützung überprüfen
Reverse Triggering	Der Einatmungsdruck triggert eine Muskelkontraktion	• zu starke Unterstützung	• Reduktion der Atmungsunterstützung
Flow-Asynchronie	Asynchronie zwischen dem Bedarf und dem abgegebenen Fluss	• zu langsame Anstiegszeit	• Anstiegszeit verringern

Tab. 3.2: Formen von Patienten-Ventilator-Asynchronie. Nach [8].

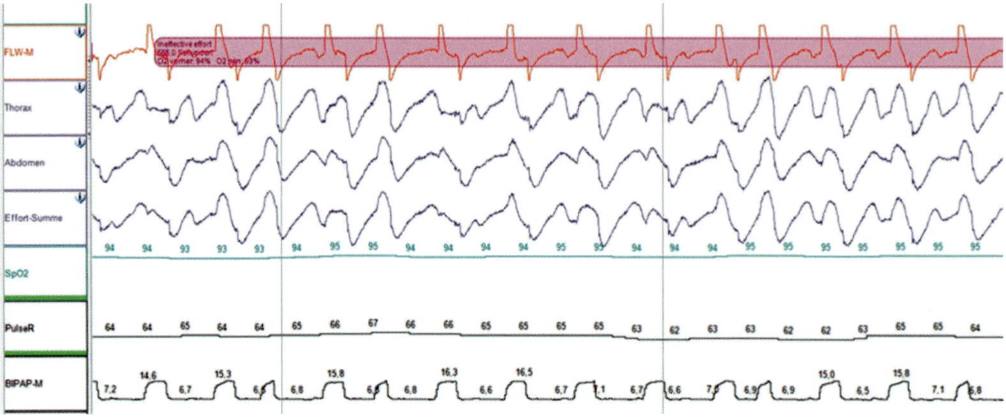
FLW-M
Thorax
Abdomen
Effort-Summe
SpO2
PulseR
BIPAP-M

a

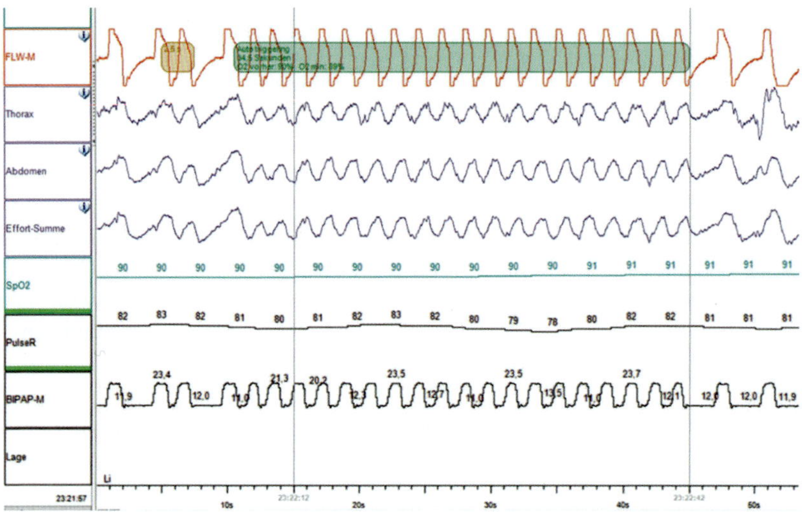
FLW-M
Thorax
Abdomen
Effort-Summe
SpO2
PulseR
BIPAP-M
Lage

b

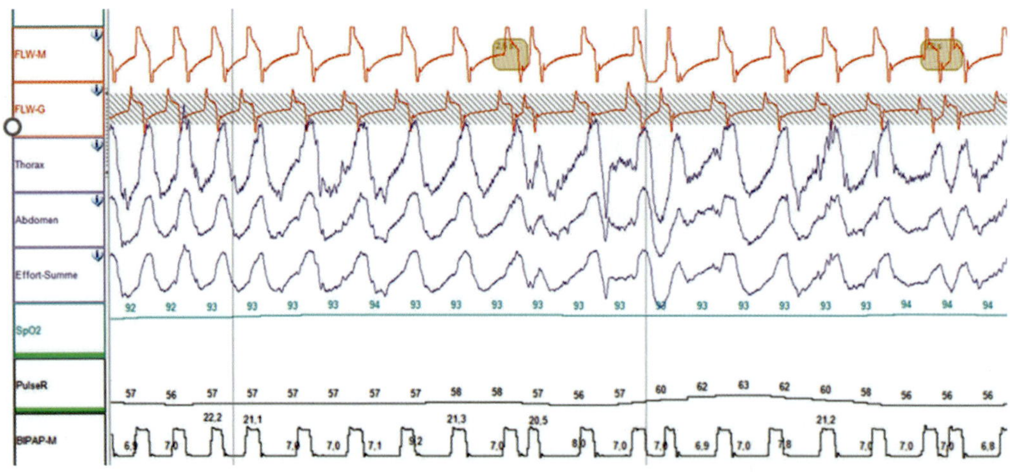
FLW-M
FLW-G
Thorax
Abdomen
Effort-Summe
SpO2
PulseR
BIPAP-M

c

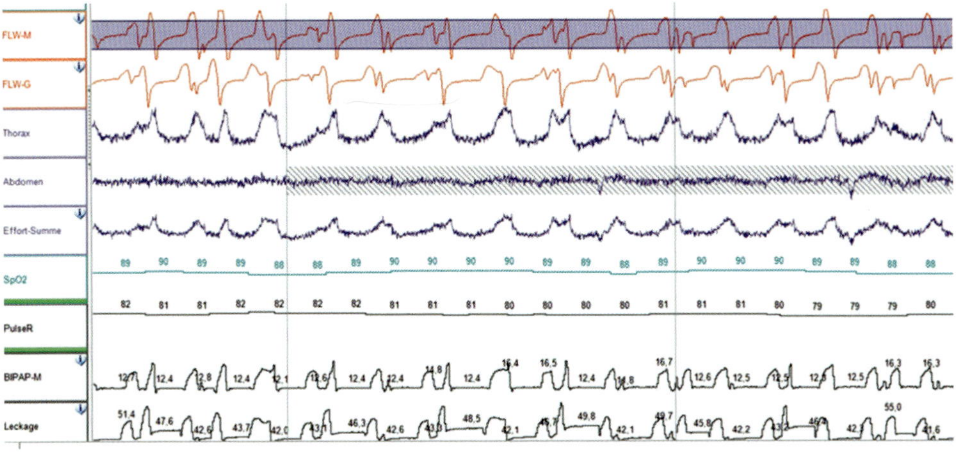
FLW-M
FLW-G
Thorax
Abdomen
Effort-Summe
SpO2
PulseR
BIPAP-M
Leckage

d

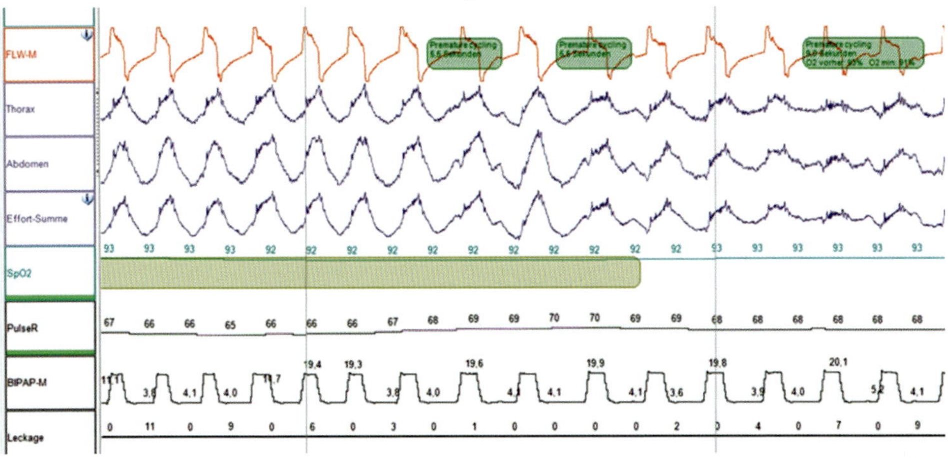
FLW-M
Thorax
Abdomen
Effort-Summe
SpO2
PulseR
BIPAP-M
Leckage
Premature cycling
Premature cycling
Premature cycling

e

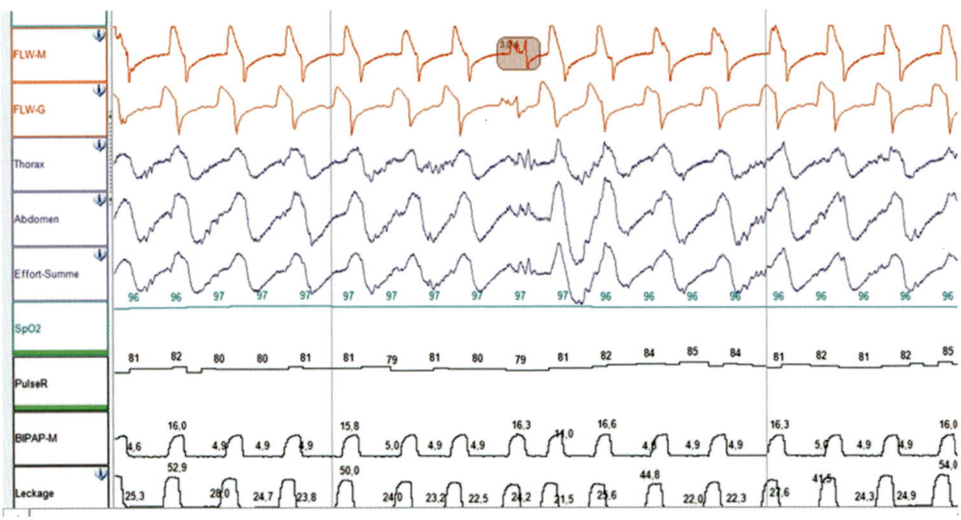
FLW-M
FLW-G
Thorax
Abdomen
Effort-Summe
SpO2
PulseR
BIPAP-M
Leckage

f

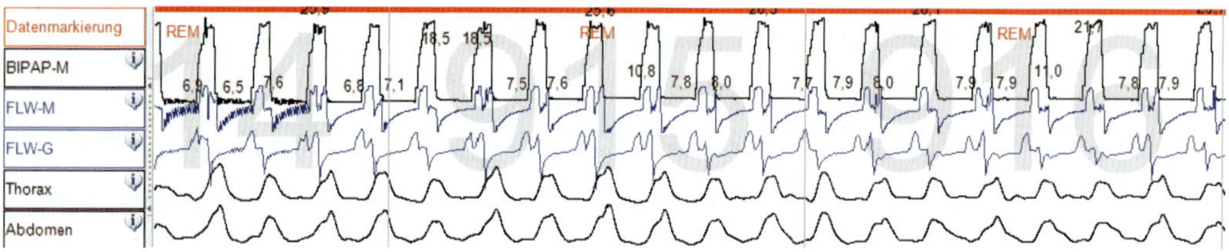

g

Abb. 3.3a-g: Beispiele Patienten-Ventilator-Asynchronien (PVA) in der Polysomnographie.
a: Beispiel für *Ineffective Efforts*; **b:** Beispiel für *Auto-Triggering*; **c:** Beispiel für *Double-Triggering*; **d:** Beispiel für *Cycling Asynchrony*; **e:** Beispiel für *Premature Cycling*; **f:** Beispiel für *Delayed Cycling*; **g:** Beispiel für *Flow Asynchrony*.

3.4. Literatur

1. Windisch W, Dreher M, Geiseler J, Siemon K, Brambring J, Dellweg D, Grolle B, Hirschfeld S, Köhnlein T, Mellies U, Rosseau S, Schönhofer, B, Schucher B, Schütz A, Sitter H, Stieglitz S, Storre J, Winterholler M, Young P, Walterspacher S. Pneumologie 2017;71(11):722-795

2. Dreher M, Storre JH, Schmoor C, Windisch W. High-intensity versus low-intensity non-invasive ventilation in patients with stable hypercapnic COPD: a randomised crossover trial. Thorax 2010;65(4):303-8

3. Köhnlein T, Windisch W, Köhler D, Drabik A, Geiseler J, Hartl S, Karg O, Laier-Groeneveld G, Nava S, Schönhofer B, Schucher B, Wegscheider K, Criée CP, Welte T. Non-invasive positive pressure ventilation for the treatment of severe stable chronic obstructive pulmonary disease: a prospective, multicentre, randomised, controlled clinical trial. Lancet Respir Med 2014;2(9): 698-705.

4. Raveling, Tim & Bladder, Gerrie & Vonk, Judith & Nieuwenhuis, Jellie & Verdonk-Struik, Fransien & Wijkstra, Peter & Duiverman, Marieke. Improvement in hypercapnia does not predict survival in COPD patients on chronic noninvasive ventilation. International Journal of Chronic Obstructive Pulmonary Disease 2018;13: 3625-3634.

5. Westhoff M, Litterst P. Obstructive sleep apnoea and non-restorative sleep induced by the interface. Sleep Breath 2015;19:1317-1325

6. Léotard A, Lebret M, Daabek N, Prigent H, Destors M, Saint-Raymond C, Sagniez A, Leroux K, Tamisier R, Lofaso F, Pépin JL, Borel JC. Impact of Interface Type on Noninvasive Ventilation Efficacy in patients with neuromuscular disease: A randomized cross-over trial. Arch Bronconeumol (Engl Ed) 2021;57(4):273-280.

7. Lebret M, Léotard A, Pépin JL, Windisch W, Ekkernkamp E, Pallero M, Sánchez-Quiroga MÁ, Hart N, Kelly JL, Patout M, Funk GC, Duiverman ML, Masa JF, Simonds A, Murphy PB, Wijkstra PJ, Dreher M, Storre J, Khouri C, Borel JC. Nasal versus oronasal masks for home non-invasive ventilation in patients with chronic hypercapnia: a systematic review and individual participant data meta-analysis. Thorax 2021;76(11):1108-1116.

8. Mirabella L, Cinnella G, Costa R, Cortegiani A, Tullo L, Rauseo M, Conti G, Gregoretti C. Patient-ventilator asynchronies: Clinical implications and practical solutions. Respir Care 2020;65(11):1751-1766.

9. Simonds AK et al., ERS practical, Handbook Noninvasive Ventilation, 2015.

4. Krankheitsbilder: Beatmungsindikationen und Therapieprinzipien

4.1. Restriktive Erkrankungen unter spezieller Berücksichtigung neuromuskulärer Erkrankungen

Unter dem Begriff restriktive Lungenerkrankungen als Indikation für eine außerklinische Beatmung werden zwei große Krankheitsgruppen zusammengefasst:

- Thorakal-restriktive Erkrankungen
- Neuromuskuläre Erkrankungen

Nach der S2-Leitlinie Invasive und nicht-invasive außerklinische Beatmung bei chronisch respiratorischer Insuffizienz [1] umfasst die Gruppe der thorakal-restriktiven Erkrankungen mit Indikation für außerklinische Beatmung folgende häufige Krankheitsbilder:

- Trichterbrust
- Morbus Bechterew
- Restriktive Pleuraerkrankungen
- Post-Tbc-Syndrom
- Posttraumatische Thoraxdeformitäten
- Postoperative Thoraxdeformitäten (z.B. Thorakoplastik)

Die Gruppe der neuromuskulären Erkrankungen umfasst

- Muskeldystrophien
- Myotone Dystrophien
- Kongenitale Myopathien
- Metabolische Myopathien
- Spinale Muskelatrophien
- Erworbene neuromuskuläre Erkrankungen, z. B. *critical illness*-assoziierte Polyneuro- und/oder -myopathien, chronisches Guillain-Barre-Syndrom
- Hohe Querschnittlähmungen (Lähmungen oberhalb des Niveaus C3, d.h. mit (teilweisem) Ausfall des N. phrenicus)

Für Einzelheiten bezüglich der vielen neuromuskulären Erkrankungen wird auf weiterführende Literatur verwiesen.

In den letzten Jahren ist eine Veränderung der Häufigkeit der einzelnen Erkrankungsbilder, die mit einer außerklinischen Beatmungstherapie versorgt werden, zu verzeichnen: die Zahl der Patienten mit Post-Polio-Syndrom nimmt deutlich ab, Patienten, die wegen amyotropher Lateralsklerose (ALS) beatmet werden, nehmen in Deutschland derzeit zu.

Eine aktuelle Web-basierte Umfrage aus dem Jahr 2019 unter Mitgliedern der Gruppe "*Non-Invasive Respiratory Support*" der Sektion Respiratorische Intensivmedizin der *European Respiratory Society* ergab ein Verhältnis von 5:1 neuromuskuläre zu thorakal-restriktiven Erkrankungen als Indikation zur Einleitung einer außerklinischen Beatmung, mit Motoneuronenerkrankung bzw. ALS als häufigste Einzeldiagnosen [2]. Die Hauptindikation war eine Tageshyperkapnie bei 71 % der betroffenen Patienten. Grundsätzlich sollten bei der Entscheidung zur Einleitung einer außerklinischen Beatmung folgende Aspekte berücksichtigt werden [3]:

- Vorhandensein von Symptomen des Patienten (z.B. schlechte Schlafqualität, häufiges nächtliches Erwachen, morgendliche Kopfschmerzen, Tagesmüdigkeit)
- Ziele der Beatmung
- Einverständnis des Patienten zur Einleitung derselben
- sowie das Vorliegen von Komorbiditäten, wie z.B. Herzinsuffizienz.

4.1.1. Pathophysiologie der ventilatorischen Insuffizienz bei thorakal-restriktiven Erkrankungen

Die ventilatorische Insuffizienz bei thorakal-restriktiven Erkrankungen ist meist durch die übermäßig gesteigerte Atmungsarbeit, die für die Dehnung des Thorax und damit der Lungen von der Atemmuskulatur aufgebracht werden muss, bedingt. Diese thorakale Restriktion wird z.B. bei den oft zu beobachtenden thorakalen Deformitäten (idiopathische oder sekundäre Kyphoskoliosen) durch die Abnahme der Kapazität eines Teils der Inspirationsmuskulatur noch verstärkt, die durch die Verschiebung von Ursprung und Ansatz z.B. der Zwischenrippenmuskulatur, aber auch des Zwerchfells bedingt ist. Auf der einen Seite führt eine Überdehnung, auf der anderen Seite eine Verkürzung der Muskelfasern zu einer ungünstigen Kraftentfaltung der Muskulatur. Kennzeichnend für die meisten der thorakal-restriktiven Erkrankungen mit Indikation für außerklinische Beatmung ist ein langsam progredienter Verlauf.

Im Unterschied hierzu liegt bei Lungenfibrosen aufgrund der primär rein pulmonalen Restriktion in Kombination mit einer deutlich reduzierten Sauerstoffaufnahme und dadurch notwendigen Steigerung der Ventilation eine ausschließliche Überlastung der Atemmuskulatur vor. Hier tritt eine Hyperkapnie häufig erst in der Endphase einer weit fortgeschrittenen Lungenfibrose auf.

4.1.2. Pathophysiologie der ventilatorischen Insuffizienz bei neuromuskulären Erkrankungen

Bei neuromuskulären Erkrankungen spielen verschiedene Faktoren für die Entwicklung einer Schwäche der muskulären Atempumpe eine Rolle:

- Schwäche der Inspirationsmuskulatur bei primärer Myopathie oder Schädigung des zweiten Motoneurons, das die Insprationsmuskulatur innerviert
- Schwäche der pharyngealen Muskulatur mit dem Risiko der Obstruktion der oberen Atemwege im Schlaf, die die Last der Atemmuskulatur weiter erhöht
- Restriktion durch die sich häufig entwickelnde sekundäre Kyphoskoliose
- Versteifung der gelenkigen Rippen-Wirbelsäulen-Verbindungen mit der Folge einer weiter zunehmenden Atmungsarbeit für die Dehnung des Thorax
- Begleitende Störungen des Atemzentrums bei einigen neuromuskulären Erkrankungen, z.B. bei bestimmten Formen der myotonen Dystrophie
- Zusätzlich erschwerte Versorgung der Atemmuskulatur mit Sauerstoff bei Beteiligung der Herzmuskulatur im Rahmen der neuromuskulären Erkrankung mit Entwicklung einer manifesten Herzinsuffizienz, z.B. bei M. Duchenne.
- Erhöhte Atmungsarbeit durch Einengung der Atemwege bei Sekretverhalt im Rahmen einer Schwäche zu expektorieren.

4.1.3. Indikationen für die Einleitung einer außerklinischen Beatmung bei chronisch-ventilatorischer Insuffizienz

Grundsätzlich besteht die Indikation zur außerklinischen Beatmung nur bei Vorliegen von Symptomen der Hypoventilation in Kombination mit nachgewiesenen Anzeichen der Hypoventilation, bei neuromuskulären Erkrankungen wird auch der Verlauf der Verschlechterung der Lungenfunktion mitberücksichtigt.

Im Einzelnen führt die S2k-Leitlinie Nichtinvasive und invasive Beatmung als Therapie der chronischen respiratorischen Insuffizienz [1] folgende Indikationen auf:

▶ Bei thorakal-restriktiven Erkrankungen

- Symptome der chronisch ventilatorischen Insuffizienz

In Kombination mit einer der drei folgenden Situationen

- Chronische Tageshyperkapnie mit $paCO_2$ ≥45 mmHg
- Nächtliche Hyperkapnie mit $paCO_2$ ≥50 mmHg
- Normokapnie am Tage mit Anstieg der transkutan gemessenen pCO_2-Wertes ($ptcCO_2$) um ≥10 mmHg in der Nacht

Für eine außerklinische nicht-invasive Beatmung bei Lungenfibrosen mit Hyperkapnie wird keine generelle Empfehlung ausgesprochen, ein Einsatz aus palliativer Indikation wegen sonst intraktabler Atemnot kann jedoch versucht werden.

Eine seltene Indikation, die leider häufig nicht beachtet wird, ist die prophylaktische Einleitung einer NIV bei geplanter orthopädischer Korrekturoperation einer schweren Kyphoskoliose, wenn die Vitalkapazität <60 % oder die FEV_1 <40 % beträgt: Durch den großen Eingriff in Kombination mit einer postoperativen Notwendigkeit einer längeren Rückenlage kann es auch bei primär nicht vorhandener Atempumpenschwäche zur Dekompensation der Atmung mit postoperativen Komplikationen wie Pneumonien oder der Notwendigkeit einer invasiven Beatmung kommen – Erfahrungsberichte aus großen Zentren zeigen, dass hier die NIV in den meisten Fällen erfolgreich eingesetzt werden kann, wenn sie schon präoperativ eingeleitet wurde [4].

▶ Bei neuromuskulären Erkrankungen

- Symptome der chronisch ventilatorischen Insuffizienz (Hypoventilation)

In Kombination mit einer der folgenden fünf Situationen

- $paCO_2$ am Tage ≥45 mmHg
- nächtliches $paCO_2$ ≥45 mmHg
- nächtliches $ptcCO_2$ ≥50 mmHg über 30 Minuten
- Normokapnie am Tage mit Anstieg der $ptcCO_2$ um ≥10 mmHg in der Nacht
- rasche Abnahme der FVC ≥10 % des Ausgangswertes bei ALS oder anderen rasch progredienten neuromuskulären Erkrankungen innerhalb von 3 Monaten.

Auf die Besonderheiten, wann im Verlauf bei neuromuskulären Erkrankungen ein Übergang von einer nicht-invasiven auf eine invasive außerklinische Beatmung erfolgen sollte, wird weiter unten eingegangen.

Wichtig ist, dass es bei neuromuskulären Erkrankungen keine prophylaktische Indikation zur Beatmung gibt. In einer randomisierten Studie konnte bei Patienten mit M. Duchenne ohne Tageshyperkapnie im Vergleich zu Patienten, die eine Tageshyperkapnie aufwiesen, eine erhöhte Sterblichkeit nach Einleitung einer nicht-invasiven Beatmung nachgewiesen werden [5]. Allerdings konnte in einer randomisiert-kontrollierten Studie bei 48 Patienten mit neuromuskulären oder thorakal-restriktiven Erkrankungen gezeigt werden, dass bei Vorliegen einer nächtlichen Hyperkapnie und Normokapnie am Tage eine höhere Wahrscheinlichkeit für die Patienten besteht, innerhalb von 2 Jahren eine Tageshyperkapnie bzw. eine akute Verschlechterung der Symptome zu erleiden [6], so dass bereits das Vorliegen einer nächtlichen Hyperkapnie zu einer Diskussion über die Einleitung einer außerklinischen Beatmung führen sollte.

▶ Sonderform: hohe Querschnittlähmung

Die Beatmung bei hoher Querschnittslähmung (Level oberhalb C3, d.h. kompletter Ausfall beider Nn. phrenici) muss immer individuell mit dem Patienten besprochen werden.

In der Regel ist in der Akutphase eine invasive Beatmung über Tracheostoma nach der S2k-Leitlinie [1] in folgenden Situationen die Behandlung der Wahl:

- bei motorisch kompletter Halsmarklähmung entsprechend Typ A oder B der *ASIA Impairment Scale* [7] (entspricht motorisch und sensible komplett in Segment S4/S5 oder motorisch komplett, sensibel inkomplett in Segment S4/S5)
- bei einer Vitalkapazität <500 ml
- bei einem Injury Severity Score (ISS) >32
- wenn die PaO_2/FIO_2-Ratio 3 Tage nachdem die Beatmung eingeleitet wurde, immer noch <300 beträgt.

Je nach Erholung des verletzten Rückenmarks sind viele Patienten auch im Langzeitverlauf von der Beatmung abhängig – hier kommen sowohl die invasive Beatmung über Tracheostoma, die nicht-invasive Beatmung und als Sonderform auch die Stimulation des Zwerchfells über Schrittmacher als Alternativen in Frage. Auf die Einzelheiten wird weiter unten eingegangen.

4.1.4. Diagnostik der chronischen ventilatorischen Insuffizienz bei thorakal-restriktiven und neuromuskulären Erkrankungen

Normalerweise führen Beschwerden den Patienten zur Diagnostik einer Hypoventilation. Die Symptomatik kann dabei sehr heterogen sein.

Mögliche Symptome einer Atempumpenschwäche sind (ohne Anspruch auf Vollständigkeit) [modifiziert nach 1]:

- Belastungsdyspnoe
- Eingeschränkte Schlafqualität
- Häufiges nächtliches Erwachen
- Tagesschläfrigkeit
- Morgendliche Kopfschmerzen, überwiegend frontal, die 30-120 Minuten nach dem Erwachen spontan verschwinden
- Konzentrations- und Merkfähigkeitsstörungen
- Zeichen einer Rechtsherzinsuffizienz (z.B. Tachykardie, Beinödeme)
- Zeichen der Hypoxämie (Zyanose)
- Gefäßerweiterung der Konjunktiven
- Polyglobulie

- Depression
- Angst
- Veränderungen der Persönlichkeit
- Zusätzlich Verschlechterung der Symptome der Grunderkrankung (z.B. Dysphagie, Gewichtsabnahme)

Wichtig ist, daran zu denken, dass das Symptom Belastungsdyspnoe aufgrund der Einschränkung der Motorik bei sehr vielen neuromuskulären Erkrankungen nicht das führende Symptom ist, da sich die Patienten nur wenig körperlich belasten.

Bei der klinischen Untersuchung sollte auf Deformierungen der Wirbelsäule, Beweglichkeit von Wirbelsäule und knöchernem Thorax, ggf. paradoxe Zwerchfellbeweglichkeit, Einsatz der Atemhilfsmuskulatur, Atem- und Pulsfrequenz sowie Vorliegen von Beinödemen und Zyanose geachtet werden.

Die apparative Diagnostik umfasst zunächst eine Blutgasmessung, zumindest in Ruhe, ggf. auch unter Belastung und eine Lungenfunktionsprüfung mit der Frage nach einer obstruktiven oder restriktiven Ventilationsstörung. Bei Verdacht auf das Vorliegen einer Zwerchfellparese sollte die Vitalkapazität sowohl im Sitzen als auch im Liegen gemessen werden, Differenzen von mehr als 25 % bzw. absolut mehr als 1 Liter unterstützen das Vorhandensein einer Zwerchfellschwäche. Diese kann zweifelsfrei mittels Ultraschalluntersuchung bestätigt werden. Viele Kliniken verwenden zusätzlich die Messung von Grundlast (P0,1) und Maximalkraft (PI_{max}) der Inspirationsmuskulatur [8]. Da es für diese Parameter allerdings keine einheitlichen Normwerte gibt, und die PI_{max}-Messung auch sehr mitarbeitsabhängig ist, ist der Aussagewert der Untersuchung nicht sehr hoch. Normalwerte schließen jedoch eine relevante Schwäche der muskulären Atempumpe aus.

Bei Nachweis einer Tageshyperkapnie sind in der Regel keine weiteren Untersuchungen erforderlich, die Atempumpenschwäche hierdurch bewiesen. Seltene Ursachen einer Hyperkapnie wie z. B. eine Kompensation einer Diuretika-induzierten metabolischen Alkalose müssen allerdings ausgeschlossen werden. Zudem muss berücksichtigt werden, dass eine gewisse Anzahl der Patienten durch die Abnahmetechnik (Hyperämisierung des Ohrläppchens für mindestens 10 Minuten vor der Abnahme der kapillären Blutgase bzw. arterielle Punktion) aufgrund von Angst und/oder Schmerzen hyperventilieren, so dass bei leichter Hyperkapnie in der Blutgasanalyse dann normale Werte zu verzeichnen sind. Allerdings weisen diese Patienten als Zeichen der chronischen Hypoventilation eine metabolische Gegenregulation mit Erhöhung des Bikarbonats auf.

Da eine Hypoventilation sich auch bei thorakalrestriktiven und neuromuskulären Erkrankungen zunächst im Schlaf und da vor allem im REM-Schlaf manifestiert, sollte die Diagnostik bei klinischem Verdacht und Normokapnie am Tage um eine nächtliche transkutane pCO_2-Messung ergänzt werden. Zusätzlich sollte bei V.a. begleitendes obstruktives oder zentrales Schlafapnoesyndrom z.B. bei Patienten mit Myotoner Dystrophie Typ I (M. Curshman-Steinert) eine Polysomnographie durchgeführt werden. Neuere Daten ergeben durch Messung der Auslenkungsgeschwindigkeit des Zwerchfells von >8 cm/s im diaphragmalen Ultraschall bei langsam progredienten Muskelerkrankungen einen Ausschluss einer relevanten Atempumpenschwäche [9].

Im Vergleich zu allen anderen Erkrankungen entwickeln Patienten mit verschiedenen neuromuskulären Erkrankungen eine Atempumpenschwäche im Verlauf. Hier wird zusätzlich zu den o.g. Untersuchungen schon prophylaktisch die regelmäßige Messung der Lungenfunktion im Abstand von z.B. 3-12 Monaten empfohlen, da ein rascher Abfall der Vitalkapazität eine drohende Atempumpenschwäche anzeigt, und somit die Beatmungseinleitung rechtzeitig und nicht erst im Falle einer akuten respiratorischen Dekompensation behandelt werden kann.

Zusätzlich gehört entsprechend der S2k-Leitlinie [1] bei allen neuromuskulären Erkrankungen auch die Messung der Hustenkapazität (Messung des *Peak Cough Flow*) dazu, da bei diesen Erkrankungen häufig neben der Atempumpenschwäche eine Hustenschwäche vorliegt, die einer zusätzlichen besonderen Form des Sekretmanagements bedarf. Für Einzelheiten wird auf das entsprechende Kapitel des Buches verwiesen.

4.1.5. Einleitung einer nicht-invasiven Beatmung bei thorakal-restriktiven und neuromuskulären Erkrankungen

Historisch bedingt findet die Beatmungseinleitung in der Regel im Rahmen eines mehrtägigen stationären Aufenthalts statt. Der erste Tag inkl. der Nacht ist für die Diagnostik der Atempumpenschwäche und auch die Untersuchung auf das Vorliegen begleitender Erkrankungen wie Herzinsuffizienz oder Schluckstörung/Hustenschwäche reserviert. Ist die Indikation aufgrund der Untersuchungsbefunde gestellt, erfolgt die Aufklärung und Einholung der Einwilligung des Patienten zur Therapie. Anschließend wird in den nächsten Tagen die Beatmungstherapie eingeleitet, wobei der Auswahl eines passenden Interfaces, der Titration der Druckwerte, der Einstellung der Trigger bei assistiertkontrollierter Beatmung unter Kontrolle der Blutgase, ggf. transkutaner CO_2-Messung und Polygraphie besondere Aufmerksamkeit geschenkt wird. Speziell ausgebildetes Personal wie z.B. nach dem Curriculum der DGP ausgebildete Atmungstherapeuten [10] leisten hier in pneumologischen Beatmungszentren wertvolle Arbeit. Im Verlauf werden regelmäßige Kontrollen meist im einstellenden Beatmungszentrum empfohlen – diese können bei unkomplizierter Beatmung ambulant mittels Auslesen der Gerätedaten und Blutgasanalyse am Tage sowie Überprüfung und Optimierung des Interfaces und Erfassung von Beatmungsproblemen, wie Nutzungshindernissen, Patient-Ventilator-Asynchronie durchgeführt werden. Bei ungenügender Beatmungsqualität oder Schwierigkeiten mit der Beatmung sollte der Patient im Rahmen eines kurzen stationären Aufenthalts untersucht werden, bei dem die Beatmung nächtlich mittels Polygraphie, transkutaner CO_2-Messung und ggf. Polysomnographie überprüft wird und wenn nötig Modifikationen der Einstellung, des Interfaces, etc. vorgenommen werden können.

Eine ambulante Einleitung der NIV bei thorakalrestriktiven und neuromuskulären Erkrankungen zu Hause wurde in einer randomisierten Studie in den Niederlanden untersucht [11]: in einer Nicht-Unterlegenheitsstudie wurden 49 Patienten unter stationären Bedingungen auf eine außerklinische Beatmung eingestellt, 47 Patienten mit Hilfe von Hausbesuchen durch spezialisiertes Pflegepersonal und von Telemonitoring. Patienten mit ALS wurden mit Hilfe einer besonderen Software gleichermaßen auf beide Gruppen verteilt, die Zuteilung der übrigen Patienten erfolgte durch Randomisierung. Bezüglich Erfolgsrate der Einleitung, Blutgasanalyse nach 2 und 6 Monaten und Lebensqualität zeigten sich keine Unterschiede zwischen den Gruppen, bei einer deutlichen Kostenreduktion in der Gruppe mit häuslicher Einleitung der NIV. Die Autorengruppe zieht aus der Studie die Schlussfolgerung, in Zukunft in den Niederlanden sowohl eine ambulante als auch stationäre Einleitung einer nicht-invasiven außerklinischen Beatmung als gleichwertige Alternativen zu empfehlen. In Deutschland erscheint dieses wegen der noch starren Trennung zwischen ambulanter und stationärer Behandlung und fehlender Ermächtigung vieler Beatmungszentren derzeit nicht flächendeckend umsetzbar.

4.1.6. Indikationen für Tracheotomie mit nachfolgend invasiver außerklinischer Beatmung

Eine invasive außerklinische Beatmung ergibt sich grundsätzlich aus zwei Situationen heraus:

- Elektive Anlage eines Tracheostomas (mit Einverständnis des Patienten)
- Versagen eines erfolgreichen Weanings mit Dekanülierung bei prolongierter Beatmungssituation (Kategorie III c 1 der Leitlinie Prolongiertes Weaning) [12]

Die erste oben beschriebene Situation betrifft vor allem Patienten mit progredienter neuromuskulärer Erkrankung. Hier können folgende Aspekte zusätzlich zum explizit geäußerten Wunsch nach einer Tracheotomie eine Rolle spielen [nach 1]:

- Schwere Schluckstörung, die eine nicht-invasive Beatmung verbietet
- Unfähigkeit, einen passenden nicht-invasiven Beatmungszugang anzupassen, z.B. bei erheblichen Gesichtsdeformitäten
- Ineffektivität eines nicht-invasiven Sekretmanagements

Aus Sicht der Autoren ist eine vorherige intensive Aufklärung der Patienten bzw. deren gesetzlicher Vertreter und der Angehörigen eine unabdingbare Voraussetzung für eine elektive Tracheotomie. Hier sollen der Verlauf der Erkrankung, die Prognose, die Vor- aber auch Nachteile der invasiven Beatmung ausführlich besprochen werden. Gleiches gilt im Fall eines *Weaning*-Versagens mit Notwendigkeit einer außerklinischen invasiven Beatmung. Dies ist wichtig, um eine mittels invasiver Beatmung mögliche, aber vom Patienten nicht gewünschte Verlängerung des Lebens nicht unkritisch einzuleiten – die Einstellung der Patienten reicht von "ja" über "Versuch, ggf. Beendigung" bis hin zu einem klaren "Nein". Sollte eine solche Form der Lebensverlängerung vom Patienten nicht gewünscht sein, besteht aus ethischer Sicht keine Indikation zur Fortführung der Beatmung – hier ist eine palliativmedizinische Betreuung und Beendigung der Beatmung notwendig. Auf der anderen Seite zeigen Daten aus der Kölner Region in Beatmungspflegeheimen, dass die Lebensqualität von invasiv beatmeten Patienten mit neuromuskulären Erkrankungen durchaus hoch sein kann [13].

4.1.7. Effekte der außerklinischen Beatmung bei restriktiven/neuromuskulären Erkrankungen

Durch die außerklinische Beatmung, nicht-invasiv oder invasiv, wird zunächst eine Verbesserung der alveolären Ventilation erreicht. Als Surrogat-Parameter dient ein Absinken des $PaCO_2$ bis hin zur Normokapnie als ein Zeichen einer ausreichenden Beatmungseinstellung. Idealerweise beeinflusst die intermittierende Beatmung dabei nicht nur die Blutgase während der Beatmungszeit, sondern hat über eine Atemmuskelentlastung und Verbesserung der Compliance von Lunge und Thorax auch positive Auswirkungen auf die Spontanatmungsphasen zwischen den Beatmungszeiten. Dies wurde insbesondere bei NIV bei hyperkapnischer COPD von der Gruppe um W. Windisch nachgewiesen [14]. Zusätzlich spielt auch eine erhöhte ventilatorische Antwort auf Kohlendioxid im Sinne eines "Resettings" des Atemzentrums eine Rolle [15]. Voraussetzung hierfür ist natürlich eine ausreichende Reserve der Funktion der Atemmuskulatur, die bei fortgeschrittenen neuromuskulären Erkrankungen oft nicht (mehr) vorhanden ist, so dass hier bis zu 24 Stunden NIV notwendig sein können.

Folgende zusätzliche Effekte können durch die außerklinische Beatmung bei thorakal-restriktiven und neuromuskulären Erkrankungen erreicht werden:

- Verbesserung der Symptome der nächtlichen Hypoventilation
- Verbesserung der Belastbarkeit
- Verbesserung der Schlafqualität
- Verbesserung der gesundheitsbezogenen Lebensqualität
- Zunahme der Compliance von knöchernem Thorax und Lunge
- Verlängerung des Überlebens (Daten aus Register-Studien aus Dänemark und Schweden, überwiegend für thorakal-restriktive und langsam progrediente neuromuskuläre Erkrankungen).

Eine große Kohortenstudie eines Beatmungszentrums mit mehr als 2300 außerklinisch beatmeten Patienten in England über 10 Jahre ergab eine mediane Überlebenszeit für Patienten mit thorakal-restriktiven Erkrankungen von 98,5 Monaten nach Einleitung einer außerklinischen Beatmung, bei langsam progredienten neuromuskulären Erkrankungen von 64,5 Monaten und bei Motoneuronen-Erkrankung von nur 7 Monaten [16]. Eine Assoziation mit der Beatmungsdauer von mindestens 4 Stunden täglich konnte für alle Patientengruppen nachgewiesen werden, die keine Beatmung mehr als 16 Stunden täglich benötigten. Interessanterweise fanden sich keine Unterschiede bezüglich Überleben zwischen invasiver und nicht-invasiver Beatmung.

4.1.8. Praktische Tipps zur Einleitung einer außerklinischen nicht-invasiven Beatmung bei thorakal-restriktiven bzw. neuromuskulären Erkrankungen

Besonderheiten bei der außerklinischen Beatmung bei thorakal-restriktiven Erkrankungen

Bei thorakal-restriktiven Erkrankungen können spezielle Situationen auftreten, die eine außerklinische Beatmung deutlich erschweren können.

Neben Gesichtsdeformitäten, die durch Anfertigung von individuellen Masken häufig zu beherrschen sind, sind es vor allem zwei Situationen, die im Vorhinein bereits bedacht werden müssen:

Bei M. Bechterew mit Atempumpenschwäche kann es bei erheblicher Kyphose der Halswirbelsäule zu einem Aufliegen des Kinns auf dem Brustbein kommen. In dieser Situation ist die Verwendung von Mund-Nasen-Masken praktisch nicht mehr möglich, und auch ein Tracheostoma kann bei einigen Patienten dann nicht mehr angelegt werden. Hier verbleibt bei Unmöglichkeit einer Beatmung über Nasenmaske praktisch nur noch eine palliative Betreuung.

Bei erheblichen Kyphoskoliosen verläuft oft die Trachea ebenso mit mehreren Krümmungen. Im Fall der Notwendigkeit eines Wechsels von nicht-invasiver auf invasive Beatmung kann es sehr schwierig bzw. unmöglich sein, eine passende Trachealkanüle einzulegen. Hier empfiehlt der Autor vor der geplanten Tracheotomie eine CT-Untersuchung des Thorax mit Rekonstruktion der Trachea in sagittaler und koronarer Ebene durchzuführen, um bereits vor der Tracheotomie eine passende Kanüle auszuwählen.

Besonderheiten bei der außerklinischen Beatmung bei neuromuskulären Erkrankungen

Zusätzlich zu den oben bei thorakal-restriktiven Besonderheiten genannten Aspekten kommen bei der außerklinischen Beatmung bei neuromuskulären Erkrankungen noch weitere Punkte hinzu, die bedacht und vor Entlassung der Patienten geklärt werden müssen:

- Verordnung von zweitem baugleichen Beatmungsgerät bei Beatmungszeit ≥16 Stunden

Bei einer Beatmungszeit von ≥16 Stunden spricht man in Deutschland von einer lebenserhaltenden – im Gegensatz zur lebensunterstützenden – Beatmung. Dementsprechend dürfen nur Beatmungsgeräte, die einen internen Akku besitzen (Norm für Heimbeatmungsgeräte für vom Gerät abhängige Patienten, EN ISO 80601-2-72;2015) [17], verordnet werden, so dass auch im Falle eines Stromausfalls für eine gewisse Zeit die Beatmung gesichert ist. Außerdem ist nach S2k-Leitlinie [1] ein zweites baugleiches Gerät als Backup zu verordnen.

- Verordnung von verschiedenen Maskenmodellen unter Berücksichtigung von Mundstücken

Insbesondere bei langen Beatmungszeiten – bis zu 24 Stunden kontinuierliche nicht-invasive Beatmung sind möglich und praktisch durchführbar – müssen in ausreichender Anzahl verschiedene Interfaces (z.B. *Full Face*-Maske, Nasenmaske und Mundstück) verordnet werden. Die Mundstückbeatmung ermöglicht hierbei tagsüber eine Entlastung der Gesichtshaut vom Maskendruck und ermöglicht über Jahre eine kontinuierliche nicht-invasive Beatmung [18]. Dazu ist es meist notwendig, verschiedene Beatmungseinstellungen (erste Einstellung für *Full Face*-Maske, zweite Einstellung für Nasenmaske und dritte Einstellung für Mundstückbeatmung) auf ihre Effektivität in der jeweiligen Situation zu überprüfen und im Beatmungsgerät zu speichern. Eine entsprechende Schulung von Patienten, Angehörigen und Pflegepersonen ist ebenfalls vor Entlassung notwendig.

- Außerklinische Versorgung bei Unfähigkeit des Patienten, das Beatmungsgerät zu bedienen bzw. die Maske eigenständig auf- bzw. abzusetzen

Bei einer lebenserhaltenden Beatmung von über 16 Stunden, die invasiv aber auch nicht-invasiv durchgeführt werden kann, sind die Kostenträger bei körperlichen Einschränkungen der Patienten (z.B. Unfähigkeit des Anlegens bzw. des Abnehmens der Beatmungsmaske aufgrund von Paresen) verpflichtet, einen Intensivpflegedienst zu finanzieren bzw. eine Versorgung in einer Wohngruppe für beatmete oder tracheotomierte Patienten in einem Beatmungspflegeheim zu ermöglichen. Bei einer Beatmungszeit unter 16 Stunden handelt es sich bei der Kostenzusage der Kostenträger aktuell immer um Einzelfallentscheidungen – eine generelle Genehmigung ist leider immer noch nicht gegeben, obwohl die Problematik auch in der S2k-Leitlinie "Prolongiertes *Weaning*" [12] durch die Neu-Schaffung der Weaning-Kategorie 3 b II (vom NIV-Gerät abhängige Patienten mit erhöhtem Pflegebedarf) nochmals konkretisiert wurde. Insofern sind bei einer derartigen Versorgung mit NIV rechtzeitig Anträge an die zuständigen Kostenträger mit einer ausführlichen Begründung zu stellen, und eine Entlassung in die außerklinische Beatmung darf erst erfolgen, wenn die Versorgung außerhalb der Klinik sichergestellt ist.

Im Falle einer Übernahme aller dieser Tätigkeiten durch Familienangehörige ist eine umfangreiche Schulung der Angehörigen vor Entlassung des Patienten notwendig.

- Organisation eines außerklinischen Intensivpflegedienstes

Insbesondere bei einer außerklinischen invasiven Beatmung ist, um eine Überforderungssituation von Angehörigen zu vermeiden, in der Regel die Verordnung eines Intensivpflegedienstes durch das Beatmungszentrum notwendig. Richtlinien für die außerklinische Intensivpflege werden gerade vom Gemeinsamen Bundesausschuss als Folge der Vorgaben des Intensivpflege- und Rehabilitationsstärkungsgesetzes (IPREG) erstellt. Eine Alternative stellt für wenige Patienten meist mit langsam progredienten neuromuskulären Erkrankungen die Verordnung eines persönlichen Budgets. Das bedeutet: Der pflegebedürftige Patient wird zum Arbeitgeber, erhält von den zuständigen Ämtern ein persönliches finanzielles Budget und kümmert sich um die Einstellung von Personal und deren Ausbildung – im Gegensatz zur Versorgung durch Intensivpflegedienste muss dieses Personal primär keine der sonst vorgeschriebenen Qualifikationen besitzen.

Für die Organisation einer außerklinischen Versorgung von invasiv beatmeten Patienten werden in der Regel zwei bis drei Wochen benötigt. Wichtig ist, dass das Überleitmanagement nicht nur Aspekte der Beatmung, sondern auch andere für die Betroffenen wichtige Apekte berücksichtigt, z.B. Mobilität, ambulante Therapien zur Unterstützung, etc. So ist zum Erhalt der Mobilität eine elektrische Versorgung der benötigten Hilfsmittel (Beatmungsgerät, Absauggerät, maschinelle Hustenassistenz) am Rollstuhl zu gewährleisten, meist in Form einer zweiten Batterie und Anbringen von Gerätehalterungen. Ggf. muss bei der Einstellung der nicht-invasiven Beatmung berücksichtigt werden, dass bei neuromuskulären Erkrankungen nicht selten aufgrund der oropharyngealen Muskelschwäche begleitend ein obstruktives Schlafapnoesyndrom vorliegt, dass durch korrekte Einstellung des exspiratorischen positiven Atemwegsdrucks ausreichend behandelt werden muss.

▶ Diagnostik auf das Vorliegen einer Schluckstörung

Bei neuromuskulären Erkrankungen können nicht selten im Verlauf Schluckstörungen unterschiedlichen Ausmaßes auftreten: von Retention (Speichel oder Nahrungsbestandteile können beim Schlucken nicht abgeschluckt werden, verbleiben im Hypopharynx um den Larynxeingang herum und können sekundär aspiriert werden) über Penetrationen (Speichel oder Nahrungsboli treten beim Schlucken in den Kehlkopfeingang über, bleiben aber oberhalb der Glottisebene liegen und gelangen nicht in die tiefen Atemwege) bis hin zu Aspirationen (Durchtritt von Speichel und/oder Nahrung durch die Glottis, Übertritt in die tiefen Atemwege mit/ohne ausreichende Selbstreinigung mittels Hustenstoß). Insbesondere letztere schwere Form der Aspiration limitiert häufig die Einleitung einer nicht-invasiven Beatmung, weil rezidivierende Entzündungen der tiefen Luftwege bis hin zu Aspirationen auftreten können. Ein intensiv durchgeführtes nicht-invasives Sekretmanagement unter Einsatz von mechanischen Hustenhilfen kann hier im Einzelfall eine NIV dennoch ermöglichen, bedarf aber einer intensiven Personalschulung und einer hohen Therapieadhärenz. Bezüglich Einzelheiten des Sekretmanagements bei neuromuskulären Erkrankungen wird auf das entsprechende Kapitel verwiesen.

▶ Versorgung mit einem Zwerchfellschrittmacher

Es gibt zwei Typen von Zwerchfellschrittmacher-Geräten, die durch eine transkutan induzierte Stimulation des N. phrenicus (Phrenikus-Nervenstimulation) über thorakoskopisch aufgebrachte Elektroden die Zwerchfellkontraktion auslösen, oder laparoskopisch direkt auf das Zwerchfell aufgenähte Elektroden (sogenannte direkte diaphragmale Stimulation, DDS). Bei letzterer Technik werden die Elektrodenleitungen durch die Haut nach außen geführt und mit dem Stimulationsgerät verbunden – hier besteht eine nicht unerhebliche Infektionsgefahr. Für den Einsatz beider Techniken ist eine erhaltene Funktion des N. phrenicus sowie ein funktionstüchtiges Diaphragma beidseits eine absolute Voraussetzung.

Indikationen für die Implantation derartiger Stimulationssyndrome sind hohe Querschnittlähmungen auf dem Niveau C0-C3 und angeborene oder erworbene schwere Störungen des Atemzentrums.

Die Implantation der Schrittmacher sowie die Einstellung der Stimulation erfordern in der Regel einen mehrwöchigen bis mehrmonatigen Aufenthalt in spezialisierten Zentren, vor allem den Querschnittzentren. Der Schrittmacher ersetzt quasi ein Beatmungsgerät, die Verwendung ist von 12 bis 24 Stunden täglich möglich, bei zwölfstündiger Stimulation erfolgt die nächtliche Beatmung über eine Maske. In allen Fällen muss als Backup ein zweites Beatmungsgerät mit externem Akku verordnet werden. Für weitergehende Informationen wird für diese seltene Beatmungsform auf spezielle Literatur verwiesen.

4.1.9. Literatur

1. Windisch W, Dreher M, Geiseler J et al. S2k-Leitlinie: Nichtinvasive und invasive Beatmung als Therapie der chronischen respiratorischen Insuffizienz – Revision 2017. Pneumologie 2017;71:722-795.

2. Pierucci P, Crimi C, Carlucci A, et al. REINVENT: ERS International survey on REstrictive thoracic diseases IN long term home noninvasive VENTilation. ERJ Open Res 2021;7:911-2020.

3. Duiverman ML. "Tricks and tips for home mechanical ventilation". Home mechanical ventilation: set-up and monitoring protocols. Pulmonology 2021:27:144-150.

4. Yuan N, Skaggs DL, Dorey F et al. Preoperative predictors of prolonged postoperative mechanical ventilation in children following scoliosis repair. Pediatr Pulmonol 2005;40:414-419.

5. Raphael JC, Chevret S, Chastang C et al. Randomised trial of preventive nasal ventilation in Duchenne muscular dystrophy. French Multicentre Cooperative Graph on Home Mechanical Ventilation Assistance in Duchenne de Blulogne Muscular Dystrophy. Lancet 1994;343: 1600-1604.

6. Ward S, Chatwin M, Heather S et al. Randomised controlled trial of non-invasive ventilation (NIV) for nocturnal hypoventilation in neuromuscular and chest wall disease patients with daytime normocapnia. Thorax 2005;60:1019-1024.

7. Menaker J, Kufera JA, Glaser J et al. Admission ASIA motor score predicting the need for tracheostomy after cervical spinal cord injury. J Trauma Acute Care Surg 2013;75:629-634.

8. Kabitz H-J, Walterspacher S, Mellies U et al. Messung der Atemmuskelfunktion. 1. Aufl. Lippspringe, Dustri: 2014 Internetzugriff: http://atemwegsliga.de/tl_files/eigene-dateien/empfehlungen/Empfehlungen%20Muskelfunktio%20Auflage%202014.pdf

9. Spiesshoefer J, Lutter R, Kabitz H-J et al. Respiratory Muscle Function Tests and Diaphragm Ultrasound Predict Nocturnal Hypoventilation in Slowly Progressive Myopathies. Front Neurol 2021;12:731865.

10. Karg O. How to become a Respiratory Therapist in Germany - Status quo and Development Prospects. Pneumologie 2018;72:127-131.

11. Van den Biggelaar RMJ, Hazenberg A, Cobben NAM et al. A randomized trial of initiation of chronic noninvasive mechanical ventilation in patients with Neuromuscular Disease and thoracic cage disorder. Chest 2020;158:2493-2501.

12. Schönhofer B, Geiseler J, Braune S et al. Prolongiertes Weaning. S2k-Leitlinie herausgegeben von der Deutschen Gesellschaft für Pneumologie und Beatmungsmedizin e.V. Pneumologie 2019;73:723-814.

13. Huttmann SE, Magnet FS, Karagiannidis C et al. Quality of life and life satisfaction are severely impaired in patients with long-term invasive ventilation following ICU treatment and unsuccessful weaning. Ann Intensive Care 2018;16:38.

14. Windisch W, Deher M, Storre JH et al. Nocturnal non-invasive positive pressure ventilation: Physiological effects on spontaneous breathing. Respir Physiol Neurobiol 2006;150:251-260.

15. Nickol AH, Hart N, Hopkinson NS et al. Mechanisms of improvement of respiratory failure in patiens with restrictive thoracic disease treated with non-invasive ventilation. Thorax 2005;60:754-760.

16. Schwarz EI, Mackie M, Weston N et al. Time-to death in chronic respiratory failure on home mechanical ventilation: A cohort study. Respir Med 2020;162:105877.

17. EN ISO 80601-2-72:2015: Im Internet: https://www.medizinprodukte-europa.de/de/norm/din-en-iso-80601-2-72/228005591; Zugriff 21.11.2021

18. Pinto T, Chatwin M, Banfi P et al. Mouthpiece ventilation and complementary techniques inpatients with neuromuscular disease: A brief clinical review and update. Chron Respir Dis 2017;14:187-193.

4.2. Chronisch obstruktive Erkrankungen (COPD)

4.2.1. Definition der COPD

Die chronisch obstruktive Lungenerkrankung (COPD) ist charakterisiert durch eine persistierende, nicht voll reversible und üblicherweise progrediente Atemwegsobstruktion infolge einer gesteigerten Entzündungsreaktion in den Atemwegen mit einem Remodeling, das oft mit Parenchymdestruktion und der Entwicklung eines Emphysems assoziiert ist [1-4]. Die Atemwegsentzündung wird ausgelöst durch die langjährige Inhalation von schädigenden Partikeln und Gasen, insbesondere durch das Zigarettenrauchen. Der Schweregrad der COPD und ihr Verlauf werden durch Dyspnoe und/oder wiederkehrende Exazerbationen sowie durch Komorbiditäten mitbestimmt [2, 4].

4.2.2. Pathophysiologie

4.2.2.1. Pathophysiologie der ventilatorischen Insuffizienz

Die im Rahmen der COPD auftretende Atemwegsobstruktion hat zwei wesentliche Ursachen: so besteht zum einen eine Entzündung im Bereich der kleinen Atemwege (obstruktive Bronchi[oli]tis), zum anderen eine Zerstörung von Lungengewebe (Emphysem). Der relative Beitrag beider pathophysiologischer Prozesse zum Krankheitsbild ist sehr variabel. Obstruktive Bronch[ioli]tis und Emphysem können einen Kollaps der Atemwege während der Ausatmung bedingen, was wiederum zum Phänomen der Überblähung unter Belastung führen kann, insbesondere bei Exazerbationen [4-7].

Die pathophysiologischen Veränderungen der COPD betreffen die zentralen und peripheren Atemwege, das Lungenparenchym und die pulmonalen Gefäße. So ist die obstruktive Lungenerkrankung durch eine akzelerierte Abnahme der FEV_1 charakterisiert [4, 5]. Bei Patienten mit relevantem Lungenemphysem kommt es zu einer Einschränkung der Sauerstoffaufnahmefähigkeit, die messtechnisch durch eine Abnahme der CO-Diffusionskapazität und erniedrigte Sauerstoffpartialdrucke nachgewiesen werden kann. Eine im Krankheitsverlauf zunehmende Belastung der Atemmuskulatur infolge Atemwegswiderstandserhöhung, Sekretbildung, exspiratorischer Flusslimitation, dynamischer Lungenüberblähung und Entwicklung eines intrinsischen PEEP kann zum ventilatorischen Versagen mit nachfolgender Hyperkapnie führen [6-11].

Außerdem ist spät im Verlauf der COPD eine Druckerhöhung in den Lungengefäßen (pulmonale Hypertonie) mit zunehmender Rechtsherzbelastung (Cor pulmonale) und -dekompensation – häufig im Rahmen von Exazerbationen – möglich.

Im respiratorischen System sind zwei Anteile zu unterscheiden: das Lungenparenchym mit der Funktion des Gasaustausches und das ventilierende System mit der Atemmuskulatur und dem Zwerchfell als Hauptatemmuskel [8, 12]. Beide Systeme zusammen mit dem zirkulatorischen System, sind zur Aufrechterhaltung des zellulären Stoffwechsels erforderlich, indem eine ständige Sauerstoffzufuhr und Elimination von Kohlendioxid erfolgen. Störungen im Lungenparenchym führen aufgrund der um 20-fach höheren Diffusionskapazität für CO_2 vorwiegend zu einer Hypoxämie, während eine akut oder chronisch überlastete Atemmuskulatur, wie bei langjähriger COPD, eher zu einer ventilatorischen Insuffizienz führt. Diese ist neben einer beeinträchtigen Sauerstoffaufnahme infolge einer Überbeanspruchung der Kapazität und/oder gleichzeitig erhöhter Atmungslast mit einem Anstieg des CO_2 im Blut assoziiert.

Besteht eine chronisch ventilatorische Insuffizienz, finden sich in der Blutgasanalyse ein erhöhter $PaCO_2$-Wert (>45 mmHg), sowie – als Folge einer metabolischen Kompensation der respiratorischen Azidose – ein ausgeglichener pH-Wert (7,35-7,45) und ein erhöhtes Bicarbonat. Demgegenüber führt eine akute Atmungslasterhöhung und/oder Kapazitätsabnahme mit Versagen des Kompensationsmechanismus zu einer respiratorischen Azidose mit einem pH <7,35 [5, 6].

In frühen Stadien der ventilatorischen Insuffizienz findet sich häufig nur im Schlaf, speziell im REM-Schlaf, und/oder unter Belastung – neben einer Hypoxämie und als Folge einer Hypoventilation – ein erstmaliger Anstieg des $PaCO_2$-Wertes, dessen Ausmaß ein Kriterium für die Einleitung einer nicht-invasiven Beatmung sein kann.

Neben der alleinigen Durchführung einer nächtlichen BGA bietet die transkutane PCO_2-Registrierung ($PTcCO_2$) insbesondere im Zusammenhang mit einer Poly(somno)graphie die Möglichkeit der kontinuierlichen CO_2-Registrierung und Erfassung schlafstadien- oder körperlagebezogener CO_2-Anstiege [14].

4.2.2.2. [Patho]-Physiologie der NIV

Bei erschöpfter Atempumpe und chronisch ventilatorischer Insuffizienz steht neben einer leitliniengerechten Therapie der COPD [4, 7] die Entlastung des überbeanspruchten ventilatorischen Systems, also der Atempumpe bzw. Atemmuskulatur, mittels nicht-invasiver Beatmung im Vordergrund. Während bei akuter respiratorischer Insuffizienz, meist im Rahmen einer Exazerbation der COPD, eine akute Einleitung der nicht-invasiven Beatmung erfolgt [15], wird bei chronisch-ventilatorischer Insuffizienz eine elektive Einleitung der nicht-invasiven Beatmung unter stationären Bedingungen durchgeführt, mit dem Ziel einer Fortführung als außerklinische – vorwiegend nächtliche – Beatmung [16, 17].

Die intermittierende, meist nächtlich genutzte nicht-invasive Beatmung führt zu einer gesteigerten alveolären Ventilation, einer Entlastung der Atemmuskulatur und darüber zu einer Verbesserung der Blutgase mit Absinken erhöhter Kohlendioxidwerte, im Idealfall in den normokapnischen Bereich. Zusätzlich kommt es in der Folge zu einem Bikarbonatrückgang [18]. Eine optimale Einstellung des endexspiratorischen Drucks führt bei Patienten mit erhöhtem intrinsischen PEEP zu einer weiteren Entlastung der Einatembemühungen während assistierter Beatmung, da nur noch eine geringere Druckdifferenz zum Antriggern des Beatmungsgerätes aufgebracht werden muss. Lediglich bei einer vollentlastenden rein kontrollierten Beatmung tritt dieser Effekt nicht auf.

Hierzu bedarf es einer entsprechenden Einstellung des inspiratorischen Druckniveaus und des endexspiratorischen Drucks, letzteres um den intrinsischen PEEP zumindest partiell zu antagonisieren [19-21]. Die Anwendung der NIV erfolgt in der Regel nachts, kann aber bei entsprechend langer Nutzungsdauer auch am Tage durchgeführt werden, um das primäre Ziel der CO_2-Absenkung und Atemmuskulaturentlastung zu erreichen [22]. Vom pathophysiologischen Ansatz her erscheint eine komplett entlastende kontrollierte Beatmung am effektivsten, wobei sich dies nicht bei allen Patienten erreichen lässt. Andererseits gelingt es mit einer assistierten Beatmung in vielen Fällen ebenfalls, eine Normokapnie zu erreichen [21].

Zusammenfassend ergeben sich die in Tab. 4.1 aufgeführten pathophysiologischen Veränderungen und Ansatzpunkte bzw. Ziele einer nicht-invasiven Beatmung.

4.2.3. Indikationen für eine NIV bei chronisch hyperkapnischer COPD

Hinsichtlich der Indikationsstellung zur NIV bedarf es neben einer klinischen Einschätzung des Patienten einer differenzierten Diagnostik.

Eine milde Tageshyperkapnie (pCO_2 <45 mmHg) und ein gleichzeitiger Anstieg des nächtlichen $PtcCO_2$ um ≥10 mmHg stellen eine NIV-Indikation dar.

Weisen Patienten am Tag nur eine milde Hyperkapnie auf mit pCO_2-Werten zwischen 45-50

	Veränderungen bei schwerer COPD	Vorteile der NIV
Atemwegsobstruktion	Inflammation, Sekretproduktion, Zunahme glatter Muskelzellen mit Einfluss auf Atemwegseinengung [23]	Stabilisierung und Offenhalten der Atemwege durch positiven Druck
Alveolare Zerstörung	Emphysem mit Verlust der elastischen Rückstellkräfte und Begünstigung der Hyperinflation [24]	Antagonisierung des intrinsischen PEEP durch erhöhten endexspiratorischen Druck mit Reduktion der inspiratorischen Atmungsanstrengung
Zwerchfellfunktionsstörung	Zwerchfellatrophie durch Hyperinflation, eingeschränkte Atemverschieblichkeit, erhöhte Atemmuskellast [25]	Entlastung der Atemmuskulatur durch Druckunterstützung

Tab. 4.1: Pathophysiologie des chronischen Atmungsversagens bei COPD und Effekte, sowie Ziele der NIV (modifiziert nach Coleman et al. [26].

mmHg, ist deshalb eine ergänzende nächtliche transcutane CO_2-Messung, ggf. in Kombination mit einer Polysomnographie zum Nachweis von REM-Schlaf, zu empfehlen, um REM- oder schlafassoziierte $PaCO_2$-Anstiege zu verifizieren. Rein punktuellen Blutgasanalysen in der Nacht können derartige isolierte $PaCO_2$-Anstiege entgehen [14]. Einen möglichen Hinweis auf einen nächtlichen $PaCO_2$-Anstieg kann ein pathologischer Anstieg des pCO_2 im Gehtest geben.

Somit bestehen [16] folgende Indikationskriterien für eine NIV bei chronisch hyperkapnischer COPD:

- chronische Tages-Hyperkapnie mit $PaCO_2$ $\geq$50 mmHg
- nächtliche Hyperkapnie mit $PaCO_2$ $\geq$55 mmHg
- milde Tages-Hyperkapnie mit 46-50 mmHg und Anstieg des $PtcCO_2$ um $\geq$10 mmHg während des Schlafs.

Neben den Patienten mit chronisch-ventilatorischer Insuffizienz lassen sich jedoch noch weitere Risikogruppen identifizieren, die von einer NIV profitieren. So sind wiederholte, schwere Exazerbationen mit respiratorischer Azidose (pH <7,35) engmaschig auf Fortbestehen einer chronischen Hyperkapnie zu kontrollieren. So konnten Murphy et al. [27] zeigen, dass Patienten mit einer über 2 Wochen nach akuter ventilatorischer Insuffizienz im Rahmen einer COPD-Exazerbation persistierenden Hyperkapnie ($PaCO_2$ >53 mmHg) gleichermaßen von einer NIV mit einem Überlebensvorteil profitieren. Demgegenüber gibt es keine Evidenz für eine NIV-Einleitung direkt nach effektiv behandelter und überstandener akuter Hyperkapnie [28], zumal Patienten mit Normokapnie nach überstandener hyperkapnischer Exazerbation im weiteren Verlauf eine günstigere Prognose haben als solche mit persistierender Hyperkapnie [29].

Weiterhin profitieren Patienten mit anhaltender Hyperkapnie nach prolongiertem Weaning von einer NIV.

Zusammenfassend ergibt sich somit eine Indikation zur NIV sowohl für Patienten mit chronisch hyperkapnischer COPD als auch solche mit Persistenz einer Hyperkapnie nach akuter hyperkapnischer COPD-Exazerbation und nach prolongiertem *Weaning*.

4.2.4. Praktische Anwendung NIV bei COPD

Im Rahmen der praktischen Anwendung der NIV sollte eine Normalisierung des $PaCO_2$ bei bestmöglicher Akzeptanz bzw. subjektiver Toleranz, i.S. einer "*high-intensity* NIV" erzielt werden [16, 19, 20, 21, 30]. Dies gelingt meist unter Anwendung einer assistiert-kontrollierten Beatmung mit inspiratorischen Beatmungsdrücken zwischen 20 und 40 mbar [20, 21], wobei die erforderlichen Drucke im Wesentlichen von der Resistance und Compliance des respiratorischen Systems beeinflusst werden.

Wenngleich eine maximale Entlastung der Atemmuskulatur durch eine kontrollierte Beatmung erreicht wird, so lässt diese sich jedoch nicht bei allen Patienten erzielen. In diesen Fällen erfolgt eine assistierte Beatmung mit einer Back-up-Frequenz. Essenziell ist eine individuelle Anpassung der Druckanstiegsgeschwindigkeit, der Inspirationszeit und des Cycling, also des Umschaltens des Beatmungsgerätes auf Exspiration, um Patienten-Ventilator-Asynchronizitäten zu vermeiden. Weiterhin bedarf es einer Anpassung des PEEP bzw. EPAP, um insbesondere bei assistierter Beatmung zumindest einen Teil des intrinsischen PEEP zu antagonisieren und damit inspiratorische Atmungsarbeit, die zum Antriggern des Beatmungsgerätes erforderlich ist, zu minimieren [6, 31]. Allerdings kann dies mit der Inkaufnahme einer Zunahme des EELV einhergehen [32]. Insbesondere wenn der auto-PEEP nicht durch eine Flusslimitation bedingt ist, können neben der Hyperinflation auch eine Verschlechterung der Atemmechanik, der Muskelaktivität und der Hämodynamik die Folge sein [33]. Bei Patienten mit einer begleitenden obstruktiven schlafbezogenen Atmungsstörung ist zumindest für die Beatmung im Schlaf ein ausreichender PEEP/EPAP zu wählen, der die Obstruktion der oberen Atemwege beseitigt und dadurch eine effektive Beatmung ermöglicht.

Üblicherweise erfolgt die nicht-invasive Beatmung unter Nutzung eines Einschlauchsystems im Leckagemodus mit offenen Auslasssystemen. Zur Vermeidung von Totraumventilation mit CO_2-Rückatmung ist bei Leckagesystemen die Leckage patientennah – direkt in der Maske oder zwischengeschaltet im Schlauchsystem – anzubringen.

Lediglich bei hohen Sauerstoffflüssen kann es sinnvoll sein, zur Vermeidung einer durch die Leckage auftretenden Verdünnung der Sauerstoffkonzentration auf eine ventilgesteuerte Beatmung zu wechseln [34]. Dabei bedarf es gleichzeitig eines Wechsels des Maskentyps von einer *"vented"* auf eine *"non-vented"* Maske.

Die Applikation der NIV erfolgt in der Regel über Nasen- oder Mund-Nasenmasken [16]. Erfolgten früher bei nur begrenzter Auswahl konfektionierter Masken häufig noch individuelle Maskenanfertigungen, ist ihr Anteil angesichts einer Vielzahl zur Verfügung stehender industriell gefertigter Masken deutlich gesunken.

Praktisch empfiehlt sich ein Vorgehen, indem der Patient schrittweise an die Beatmung und die Therapiedrucke adaptiert wird. Zur Vermeidung einer Inakzeptanz durch initial zu intensiv empfundenen Druck bzw. Flow sollte zunächst eine niedrige Druckeinstellung unter Verwendung einer individuell für den Patienten ausgesuchten Maske erfolgen. Bei fehlender Toleranz einer initial zu bevorzugenden Nasenmaske kann auf eine Mund-Nasen-Maske gewechselt werden, wobei bei Patienten mit begleitender obstruktiver schlafbezogener Atmungsstörung unter der Mund-Nasen-Maske vermehrt obstruktive Ereignisse beobachtet bzw. auch induziert werden können [35]. Die Beatmung sollte zunächst im assistierten Modus erfolgen, ggf. mit einer unter der Eigenatemfrequenz liegenden Back-up-Frequenz. Für diese ist eine der pathophysiologischen Situation angepasste Inspirationszeit einzustellen, die für gewöhnlich zwischen 0,8 und 1,2 s liegt. Hier kann man sich, sofern Befunde einer Poly(somno)graphie vorliegen, an der Spontanatemfrequenz und der individuellen Inspirationszeit, insbesondere während des Schlafs, orientieren. Wichtig ist eine entsprechende Triggereinstellung. Viele Gerät bieten einen "Auto"-Modus an, der jedoch hinsichtlich der Triggerempfindlichkeit zwischen den Geräten unterschiedlicher Hersteller differieren kann und gegebenenfalls eine individuelle bzw. manuelle Einstellung des Inspirationstriggers – ggf. auch der Situation im Schlaf angepasst – erfordert. Dabei sind wiederum die spezifischen Einstellparameter der jeweiligen Beatmungsgeräte zu berücksichtigen. Dies gilt in gleicher Weise für die Einstellung des Cycling, d.h. des Zeitpunks, zu dem das Beatmungsgerät die Inspiration beendet und die Ausatmung ermöglicht, sofern nicht schon primär eine feste Inspirationszeit durch Wahl eines druckkontrollierten Modus gewählt wurde. In den meisten Fällen erfolgt die manuelle Einstellung des Cycling durch Wahl eines prozentualen Flow-Wertes, der sich auf den maximalen Inspirationsflow bezieht. Das bedeutet, dass das Gerät zu dem Zeitpunkt die Ausatmung ermöglicht, bei dem der Flow während der Inspiration auf den für das Cycling gewählten prozentualen Anteil des maximalen inspiratorischen Flows abgesunken ist. Sofern der Patient die NIV mit zunächst niedrigem Druck, individualisiertem Modus und mit entsprechender Triggerung gut toleriert, kann der Inspirationsdruck erhöht werden. Da keine azidotische Situation vorliegt, kann dies schrittweise und immer angepasst an die jeweilige Toleranz durch den Patienten erfolgen. Eine Ablehnung der NIV durch den Patienten aufgrund eines zu raschen Einleitungsprozesses sollte vermieden werden. Dem Patienten sollte genügend Zeit gegeben werden mit einer regelmäßigen Betreuung in der ersten Phase der Adaptation an die NIV.

Zusammenfassend ergeben sich die in Tab. 4.2 aufgeführten Punkte, die bei der NIV-Einstellung berücksichtigt werden müssen.

4.2.5. Effekte der erfolgreichen NIV

Bei ausreichender Nutzung der intermittierenden nicht-invasiven Beatmung resultiert neben einer Reduktion der Atmungsarbeit eine Normalisierung des pCO_2, dies nicht nur unter Beatmung, sondern auch im Intervall unter Spontanatmung [16, 31]. Darüber hinaus bessern sich unter regelmäßiger und effektiver Nutzung der NIV weitere Parameter, wie die Spontanatemfrequenz, die Lungenfunktion, einschließlich der Überblähung, die Belastbarkeit – getestet im 6-Minuten-Gehtest – und die Atemnot [16, 18-21].

Die Effekte der nicht-invasiven Beatmung sind wahrscheinlich nicht nur allein durch die Entlastung bzw. Erholung der Atemmuskulatur und die Zunahme der alveolären Ventilation zu erklären, sondern auch durch eine Verbesserung der Atmungsregulation mit wieder erhöhter Empfindlichkeit für CO_2 [18, 36].

Aber auch der Verlauf der COPD wird dahingehend günstig beeinflusst, dass Patienten mit Nutzung der NIV weniger stationäre Krankenhausauf-

Modus	Trigger bei assistierter Beatmung	Druckeinstellung	Back-up-Modus bzw. kontrollierte Beatmung	Interface
• Assistiert • Assistiert-kontrolliert • Kontrolliert	• Inspirations-trigger - Automatisch - Manuelle Sensitivitäts-einstellung • Exspirations-trigger	• IPAP • EPAP • Druckanstiegs-steilheit • Druckabfall-steilheit • Optional Triggersperrzeit	• Atemfrequenz • Inspirationszeit	• Nasenmaske • Pillow-Maske • Mund-Nasen-Maske

Tab. 4.2: Einstellung der NIV.

enthalte haben, was wiederum zu einer Abnahme der stationären Behandlungskosten führt [37]. Die Daten zur Beeinflussung der Schlafqualität, insbesondere auch in Abhängigkeit vom gewählten Ventilationsmodus, sind nicht eindeutig.

Lange Zeit war ein positiver Einfluss der NIV auf die Mortalität nicht nachweisbar. Insbesondere durch prospektive Studien [38-40] sowie in einer Metaanalyse [41] wurde nachgewiesen, dass die Mortalität durch eine NIV gesenkt werden kann. So zeigte die Studie von Köhnlein et al. [39], dass dies gelingt, wenn die NIV bei Anwendung eines adäquaten Beatmungsdrucks von größer 20 mbar ausreichend lange (>6 h) und CO_2-effektiv mit deutlicher Reduktion der primär erhöhten CO_2-Werte erfolgt.

Neben der reinen Verbesserung des Gasaustausches führt die nicht-invasive Beatmung zu einer Abnahme von Dyspnoe und Tagessymptomen, wie Kopfschmerzen oder Müdigkeit, zu einer Verbesserung der Belastbarkeit und der Lebensqualität [42]. Letztlich bessert sich dadurch auch als globaler bzw. umfassender Parameter die gesundheitsbezogene Lebensqualität [21, 39, 42].

Negative kardiale Begleiteffekte durch die NIV konnten nicht nachgewiesen werden. Vielmehr führt die Abnahme der Atmungsarbeit auch zu einer günstigen Beeinflussung der kardialen Funktion durch Abnahme des Herzzeitvolumens [43] und einem Rückgang von erhöhten nT-pro-BNP-Werten [44], letzteres insbesondere bei Anwendung der high-intensity NIV im Gegensatz zu einer *low-intensity* NIV [45]. So zeigten sich positive kardiale Effekte insbesondere im Rückgang einer vorbestehenden Rechtsherzbelastung.

Periphere Ödeme, die nicht nur als Folge einer Rechtsherzbelastung angesehen werden, sondern auch durch eine CO_2-bedingte periphere Vasodilatation erklärt werden können, zeigen sich ebenfalls günstig beeinflussbar.

Allerdings gelingt es nicht immer, einen progredienten Krankheitsverlauf mit zunehmender Länge der Beatmungsintervalle aufzuhalten.

4.2.6. Nebenwirkungen der nicht-invasiven Beatmung und Optimierungsmöglichkeiten

Zum einen können Druckstellen an den Auflage- bzw. Kontaktflächen der Masken auftreten, wobei aufgrund der mittlerweile deutlichen Verbesserung des Maskenmaterials diese Begleiteffekte deutlich geringer sind und eher bei akuter und längerfristiger Anwendung im Rahmen einer akuten respiratorischen Insuffizienz beobachtet werden.

Zum anderen sind abhängig vom Therapiedruck und applizierten Volumen auch Aerophagien und Meteorismus möglich. Diese können sich ebenso wie eine dynamische Überblähung negativ auf die Zwerchfellfunktion auswirken.

Durch Leckagen kann es zu Bindehautreizungen kommen. Maskenleckagen sind zudem häufige Ursache für Trigger- und Cyclingprobleme, sei es, dass Ein- oder Ausatembemühungen des Patienten nicht erkannt werden, oder Autotriggerungen mit Atemfrequenzen von z.T. weit über 30/min auftreten. Die damit verbundenen Patienten-Ventilator-Asynchronizitäten können die Effektivität und Toleranz der Beatmung beeinträchtigt.

Mitunter kann es im Rahmen der nächtlichen Ventilation zu morgendlicher Dyspnoe beim Abgehen von der NIV kommen. Als ursächlich für diese als "Deventilationssyndrom" bezeichnete Symptomatik wird vorwiegend eine Lungenüberblähung durch inadäquat hohe Drücke bzw. Volumina oder Patient-Ventilator-Asynchronizitäten angeschuldigt. Infolge der Überblähung kann neben einer Beeinträchtigung der Atemmuskelkraft, speziell des Zwerchfells, insbesondere die CO_2-Abgabe reduziert sein, mit nachfolgender Hyperkapnie. Druckreduktionen – mitunter unter Inkaufnahme eines CO_2-Anstiegs –, Änderungen der Inspirationszeiten, des Cycling, aber auch Optimierungen von Triggersensitivitäten können zu einer deutlichen Besserung der Dyspnoe führen. Eine andere Möglichkeit, die jedoch bislang noch nicht ausreichend validiert ist, besteht in der Anwendung einer *"Pursed Lips Breathing Ventilation"* (PLBV) [46], einer Beatmungsform, die die Druckkurve einer Ausatmung mit geschürzten Lippen imitiert, um dadurch eine bessere Ausatmung mit Vermeidung einer Überblähung zu ermöglichen. Weitere Ansatzpunkte könnten Respiratoren bieten, die über die Erfassung von in- und exspiratorischer Resistance und Compliance, sowie Applikation eines dynamischen PEEP einer Überblähung entgegenwirken sollen. Valide Daten hierzu sind derzeit jedoch noch nicht vorhanden.

Bei gleichzeitig vorliegender obstruktiver Schlafapnoe kann die Verwendung von Mund-Nasen-Masken zu einer Verschlechterung des nächtlichen Atmungsmusters führen und über einen Wechsel auf eine kontrollierte Beatmung bei Auftreten vorwiegend obstruktiver Apnoen mit fehlendem inspiratorischen *Flow Arousals* und damit einen nicht-erholsamen Schlaf verursachen [35].

Um derartige Phänomene entdecken und beheben zu können, empfiehlt sich eine NIV-Kontrolle unter nächtlichem Monitoring mit nächtlichen Blutgasanalysen und ergänzenden transcutanen CO_2-Messungen, sowie sinnvollerweise begleitender nächtlicher Poly(somno)graphien. Insbesondere die Polysomnographie ermöglicht das Erkennen von Problemen im Wach-Schlaf-Übergang, sowie die Detektion schlafstadienbezogener Patienten-Ventilator-Asynchronizitäten und Atmungsstörungen. Die Detektion von Beatmungsproblemen, die sich erst durch die Schlafsituation ergeben und im Wach nicht auftreten und die damit mögliche verbesserte Ursachenanalyse erlauben eine Optimierung der Beatmungseinstellung.

Im Einzelnen können nachfolgende schlafassoziierte Probleme/Ereignisse im Rahmen der polysomnographischen Diagnostik beobachtet werden [47]:

- respiratorische Ereignisse
- unbeabsichtigte Leckagen, erkennbar an
  - Abnahme der Druckamplitude
  - Veränderungen der inspiratorischen Flusskurve (bei druckkontrollierter Beatmung)
  - Amputationen des exspiratorischen Flusssignals
  - Patienten-Ventilator-Asynchronizitäten und Wechsel des Ventilators auf eine Back-up-Rate, insbesondere bei schlaf- oder lageassoziierten obstruktiven oder zentralen schlafbezogenen Atmungsstörungen
- Abnahme des Atemantriebs
- partielle oder totale Atemwegsobstruktion
  - mit Abnahme des Atemantriebs
  - mit Abnahme des Atemantriebs gefolgt von einem passiven oberen Atemwegsverschluss und anschließender Erholung des Atemantriebs (gemischtförmige Ereignisse).
  - ohne Abnahme des Atemantriebs
    - plötzliche Reduktion der Flowamplitude mit unterschiedlichen Entwicklungen/Änderungen des Drucksignals
    - Phasenverschiebung oder Phasenwinkel in den Thorax- und Bauchgurten
    - Patienten-Ventilator-Asynchronizität und Wechsel in die Back-up-Rate

Zusätzlich kann eine transcutane pCO_2 Messung Informationen zur Effektivität der nicht-invasiven Beatmung liefern. Hierbei sollte auf einen Abgleich mit einer Blutgasanalyse geachtet werden, sowie ggf. Daten aus einer PG oder PSG hinzugezogen werden, um den Einfluss von Körperlage und Schlafstadien zu erfassen.

Darüberhinaus ermöglicht die Video-/Audioüberwachung ein Erkennen von Maskendislokationen und Leckagen, so dass nachgewiesene Flow- und Triggerveränderungen, speziell auch Autotriggerungen besser analysiert, zugeordnet und gezielt behoben werden können. Dies hat nicht nur eine Besserung der Dyspnoe, sondern auch der Schlafqualität zur Folge [48].

Problem	Ursache(n)	Lösung(en)
Ventilator-Cycling unabhängig vom Patienteneffort	Inspirationstriggersensitivität zu hoch Exzessive Maskenleckage	Triggeradjustierung Maskenoptimierung
Kein Triggering trotz Effort	Exzessive Maskenleckage Inspirationstriggersensitivität zu niedrig	Maskenoptimierung Triggeradjustierung
Inadäquate Thoraxexpansion trotz nachweislichem Triggering	Inadäquates Tidalvolumen	IPAP-Erhöhung
Paradoxe Thorax-Abdomen-Bewegung	Obstruktion der oberen Atemwege	Nackenflexion vermeiden EPAP erhöhen
Frühzeitiger Ausatemeffort Inadäquates Cycling	Exzessive Ti oder IPAP	Ti- oder IPAP-Anpassung

Tab. 4.3: Probleme, Ursachen und Lösungsmöglichkeit bei nicht-invasiver Beatmung. Modifiziert nach [49, 50].

Im Hinblick auf die den beobachteten Problemen zugrundeliegenden Ursachen lassen sich analog dem Einsatz der NIV im Rahmen der akuten hyperkapnischen Exazerbation der COPD entsprechende Lösungsansätze aufzeigen (☞ Tab. 4.3).

4.2.7. Literatur

1. Barnes PJ, Celli BR. Systemic manifestations and comorbidities of COPD. Eur Respir J. 2009; 33:1165-1185.

2. Celli BR, Decramer M, Wedzicha JA et al. ATS/ERS Task Force for COPD Research. An official American Thoracic Society/European Respiratory Society statement: research questions in COPD. Eur Respir J 2015;45: 879-905.

3. Celli BR, MacNee W, ATS/ERS Task Force. Standards for the diagnosis and treatment of patients with COPD: a summary of the ATS/ERS position paper. Eur Respir J. 2004;23:932-946.

4. Vogelmeier C, Buhl R, Burghuber O et al. Leitlinie zur Diagnostik und Therapie von Patienten mit chronisch obstruktiver Bronchitis und Lungenemphysem (COPD). Pneumologie 2017;71:e3.

5. O'Donnell DE, Parker CM. COPD exacerbations 3: Pathophysiology. Thorax 2006;61:354-361.

6. Ferrer M, Torres A. Noninvasive ventilation and high-flow nasal therapy administration in chronic obstructive pulmonary disease exacerbations. Semin Respir Crit Care Med. 2020;41:786 -797.

7. Global Initiative for Chronic Obstructive Lung Disease (2021) Global strategy for the diagnosis, management and prevention of chronic obstructive pulmonary disease. http://goldcopd.org/gold-2021-global-strategy-diagnosis-management-prevention-copd/

8. Bégin P, Grassino A. Role of inspiratory muscle dysfunction in chronic hypercapnia. Chest 1990;97:58S.

9. Newell SZ, McKenzie DK, Gandevia SC. Inspiratory and skeletal muscle strength and endurance and diaphragmatic activation in patients with chronic airflow limitation. Thorax 1989:44:903-912.

10. Klimathianaki M, K. Vaporidi K, Georgopoulos D. Respiratory muscle dysfunction in COPD: From muscle to cell. Current Drug Targets. 2011;12:478-488.

11. Milic-Emili J. Dynamic pulmonary hyperinflation and intrinsic PEEP: consequences and management in patients with chronic obstructive pulmonary disease. Recenti Prog Med. 1990;81:733-737.

12. Roussos C, MacklemPT. The Respiratory Muscles. N Engl J Med. 1982;307:786-797.

13. Weitzenblum E, Chaouat A. Sleep and chronic obstructive pulmonary disease. Sleep Med Rev. 2004;8: 281-294.

14. Storre JH, Magnet FS, Dreher M, et al. Transcutaneous monitoring as a replacement for arterial PCO_2 monitoring during nocturnal non-invasive ventilation. Respir Med. 2011;105:143-150.

15. Westhoff, M., Schönhofer, B., Neumann, et al. S3-Leitlinie. Nicht-invasive Beatmung als Therapie der akuten respiratorischen Insuffizienz. Pneumologie. 2015; 69:719-756.

16. Windisch W, Dreher M, Geiseler J, Siemon K et al. Nichtinvasive und invasive Beatmung als Therapie der chronischen respiratorischen Insuffizienz. Pneumologie 2017;71:722-795.

17. Simonds, AK. Home ventilation. Eur Respir J 2003; 22:38s-46s.

18. Windisch W, Dreher M, Storre JH, et al. Nocturnal non-invasive positive pressure ventilation: Physiological effects on spontaneous breathing. Respir Physiol Neurobiol. 2006;150:251-260.

19. Windisch W, Kostiæ S, Dreher M, et al. Outcome of patients with stable COPD receiving controlled non-

invasive positive pressure ventilation aimed at a maximal reduction of paCO2. Chest. 2005;128:657-666.

20. Windisch W, Haenel M, Storre, JH, et al. High-intensity non-invasive positive presssure ventilation for stable hypercapnic COPD. Int J Med Sci. 2009;6:72-76.

21. Dreher M, Storre, JH, SchmoorC, et al. High-intensity versus low-intensity non-invasive ventilation in patients with stable hypercapnic COPD: a randomised crossover trial. Thorax. 2010;65:303-308.

22. Schönhofer B, Geibel M, Sonneborn M, et al. Daytime mechanical ventilation in chronic respiratory insufficiency. Eur Respir J. 1997;10:2840-2846.

23. Ottenheijm CA, Heunks LM, Dekhuijzen PN. Diaphragm muscle fiber dysfunction in chronic obstructive pulmonary disease: toward a pathophysiological concept. Am J Respir Crit Care Med. 2007;175:1233-1240.

24. Similowski T, Yan S, Gauthier AP, et al. Contractile properties of the human diaphragm during chronic hyperinflation. N Engl J Med. 1991;325:917-923.

25. Brochard L, Mancebo J, Wysocki M, et al. Noninvasive ventilation for acute exacerbations of chronic obstructive pulmonary disease. N Engl J Med. 1995;333:817-822.

26. Coleman JM, Wolfe LF, Kalhan R. Noninvasive ventilation in chronic obstructive pulmonary disease. Annals ATS. 2019;16:1091-1098.

27. Murphy PB, Rehal S, Arbane G. Effect of noninvasive ventilation with oxygen therapy vs. oxygen therapy alone on hospital readmission or death after an acute COPD Exacerbation: A radomized clinical trial. JAMA 2017;317:2177-2186.

28. Struik FM, Sprooten RT, Kerstjens HA, et al. Nocturnal non-invasive ventilation in COPD patients with prolonged hypercapnia after ventilatory support for acute respiratory failure: a randomised, controlled, parallel-group study. Thorax. 2014;69:826-834.

29. Costello R, Deegan P, Fitzpatrick M, et al. Reversible hypercapnia in chronic obstructive pulmonary disease: a distinct pattern of respiratory failure with a favorable prognosis. Am J Med. 1997;102:239-244.

30. Schwarz SB, Magnet FS, Windisch W. Why high-intensity NPPV is favourable to low-intensity nppv: clinical and Physiological Reasons. COPD 2017;4:389-395.

31. Guerin C, Milic-Emili J, Fournier G. Effect of PEEP on work of breathing in mechanically ventilated COPD patients. Intensive Care Med. 2000;26:1207-1214.

32. O'Donoghue FJ, Catcheside PG, Jordan AS, et al. Effect of CPAP on intrinsic PEEP, inspiratory effort, and lung volume in severe stable COPD. Thorax 2002;57:533-539.

33. Ranieri VM, Grasso S, Fiore T, et al. Auto-positive end-expiratory pressure and dynamic hyperinflation. Clin Chest Med. 1996;17:379-394.

34. Storre JH, Huttmann, SW, Ekkernkamp W, et al. Oxygen supplementation in noninvasive home mechanical ventilation: the crucial roles of CO2 exhalation systems and leakages. Respir Care 2014;59:113-120.

35. WesthoffM., Litterst P. Obstructive sleep apnoea and non-restorative sleep induced by the interface. Sleep Breath 2015;19:1317-1325.

36. Nickol AH, Hart N, Hopkinson NS, et al. Mechanisms of improvement of respiratory failure in patients with COPD. treated with NIV. Int J Chron Obstruct Pulmon Dis. 2008;3:453-462.

37. Clini EM, Magni G, Crisafulli E, et al. Home non-invasive mechanical ventilation and long-term oxygen therapy in stable hypercapnic chronic obstructive pulmonary disease patients: comparison of costs. Respir Int Rev Thorc Dis. 2009:77:44-50.

38. McEvoy RD, Pierce RJ, Hillman D, et al. Australian trial of non-invasive Ventilation in Chronic Airflow Limitation (AVCAL) Study Group. Nocturnal non-invasive nasal ventilation in stable hypercapnic COPD: a randomised controlled trial. Thorax. 2009:64:561-566.

39. Köhnlein T, Windisch W, Köhler D, et al. Non-invasive positive pressure ventilation for the treatment of severe stable chronic obstructive pulmonary disease: a prospective, multicentre, randomised controlled clinical trial. Lancet Respir Med. 2014;2:698-705.

40. Zhou L, Li X, Guan L, et al. Home noninvasive positive pressure ventilation with built-in software in stable hypercapnic COPD: a short-term prospective, multicenter, randomized, controlled trial. Int J Chron Obstruct Pulmon Dis. 2017;12:1-8.

41. Liao H, Pei W, Li H, et al. Efficacy of long-term non-invasive positive pressure ventilation in stable hypercapnic COPD patients with respiratory failure: a meta-analysis of randomized controlled trials. Int J Chron Obstruct Pulmon Dis. 2017;12:2977-2985.

42. Windisch, W. Impact of home mechanical ventilation on health-related quality of life. Eur Respir J. 2008;32:1328-1336.

43. Duiverman ML, Arellano-Maric MP, Windisch W. Long-term noninvasive ventilation in patients with chronic hypercapnic respiratory failure: assisting the diaphragm, but threatening the heart? Curr Opin Pulm Med. 2016;22:130-137.

44. Dreher M, Schulte L, Müller T, et al. Influence of effective noninvasive positive pressure ventilation on inflammatory and cardiovascular biomarkers in stable hypercapnic COPD patients. Respir Med. 2015;109;1300-1304.

45. Duiverman ML, Maag P, Magnet F, et al. Impact of high-intensity non-invasive ventilation on cardiac function in stable hypercapnic COPD: A randomised cross-over trial. Respir Res. 2017;18:76.

46. Jünger C, Reimann M, Krabbe L, et al. Non-invasive ventilation with pursed lips breathing mode for patients with COPD and hypercapnic respiratory failure: A retrospective analysis. PLoS One. 2020;15:e0238619.

47. Gonzalez-Bermejo J, Perrin C et al. SomnoNIV Group. Proposal for a systematic analysis of polygraphy or polysomnography for identifying and scoring abnormal events occurring during non-invasive ventilation. Thorax. 2012;67:546-552.

48. Adler D, Perrig S, Takahashi H, et al. Polysomnography in stable COPD under non-invasive ventilation to reduce patient-ventilator asynchrony and morning breathlessness. Sleep Breath. 2012;4:1081-1090.

49. Davidson AC, Banham S, Elliott M, et al. BTS Standards of Care Committee Member, British Thoracic Society/Intensive Care Society Acute Hypercapnic Respiratory Failure Guideline Development Group, On behalf of the British Thoracic Society Standards of Care. BTS/ICS guideline for the ventilatory management of acute hypercapnic failure in adults. Thorax. 2016;71S2: 1-35.

50. Ghosh D, Elliott MW. Acute non-invasive ventilation - getting it right on the acute medical take. Clin Med (Lond). 2019;19:237-242.

51. NAMDRC. Clinical indications for noninvasive positive pressure ventilation in chronic respiratory failure due to restrictive lung disease, copd, and nocturnal hypoventilation—a consensus conference report. Chest 1999;116:521-534.

52. VitaccaM, Barbano L, D'Anna S et al. Comparison of five bilevel pressure ventilators in patients with chronic ventilatory failure: a physiologic study. Chest. 2002;23: 2105-2114.

53. Dellweg D, Schönhofer B, Haidl PM et al. Short-term effect of controlled instead of assisted noninvasive ventilation in chronic respiratory failure due to chronic obstructive pulmonary disease. 2007;52:1734-1740.

54. Vitacca M, Nava S, Confalonieri M, et al. The appropriate setting of noninvasive pressure support ventilation in stable COPD patients. Chest 2000;118:1286-1293.

4.3. Störungen des Atemantriebes

Eine der klinisch bedeutendsten Manifestationen eines gestörten Atmungsantriebs ist die zentrale Schlafapnoe (ZSA), welche grundlegend in die hyperkapnische und die nicht-hyperkapnische Form unterteilt wird. Ferner stellt das Obesitas-Hypoventilationssyndrom (OHS) ein Krankheitsbild dar, welches mit einem gestörten Atmungsantrieb vergesellschaftet ist.

4.3.1. Pathophysiologische Aspekte der Atmungsregulation

Die Atmung wird durch das im Hirnstamm lokalisierte Atemzentrum gesteuert. Dieses integriert atmungsmodulatorische Reize, die u.a. von Dehnungsrezeptoren der Lunge sowie von zentralen und peripheren Chemorezeptoren ausgehen. Letztere registrieren den Kohlenstoffdioxidpartialdruck ($PaCO_2$), den pH-Wert (Azidose) und den Sauerstoffpartialdruck. Unter diesen Parametern stellt der $PaCO_2$ den bedeutendsten atmungsregulatorischen Faktor dar. Die Reaktivität des respiratorischen Systems wird mit dem Begriff *Loop Gain* beschrieben [1]. Dieser drückt das Verhältnis der Atmungsantwort in Reaktion auf eine Veränderung des $PaCO_2$ aus. Bei dem hier benannten *"Loop"* handelt es sich um einen Regelkreis mit drei Komponenten, die ein unterschiedliches Maß an Sensitivität oder Aktivität (*Gain*) aufweisen können (☞ Abb. 4.1).

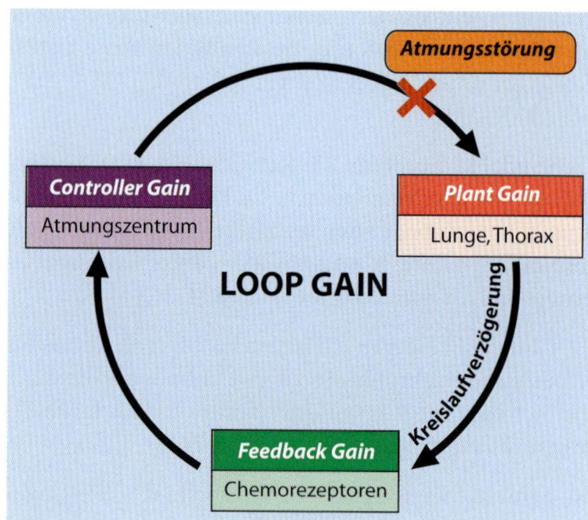

Abb. 4.1: *Loop Gain*-Regelkreis. Der Regelkreis der Atmungsregulation besteht aus den drei Komponenten *Plant Gain*, *Feedback Gain* und *Controller Gain*. Er beschreibt das Zusammenwirken von peripherer Chemorezeption, Signalübermittlung und gegenregulatorischer Anpassung der Ventilationsintensität auf eine respiratorische Störung. Die Chemorezeption des veränderten CO_2- und O_2-Partialdruckes hängt kritisch von der unterschiedlichen Kreislaufzeit ab.

Die erste Komponente (Plant) wird durch die Lunge und das Gewebe dargestellt, die das Ausmaß von CO_2-Produktion und Ventilation bestimmen. An dieser Stelle kann z.B. eine Atmungsstörung die ventilatorische Elimination des CO_2 verringern, was zum Anstieg des alveolären CO_2-Partialdrucks führt. Dieser CO_2-Anstieg wird über das Kreislaufsystem propagiert und von den CO_2-Chemorezeptoren, der Feedback-Komponente, registriert. Schließlich werden die Veränderungen an das Atmungszentrum weitergeleitet, welches als dritte Komponente (*Controller*) die ventilatorische Aktivität moduliert, um die initiale Atmungsstörung zu kompensieren. Ist die Regulation im Rahmen dieses Regelkreises übermäßig stark ausgeprägt, z.B. bei einer gesteigerten hyperkapnischen Atmungsantwort, besteht ein hoher *Loop Gain*. Dies führt zu starken CO_2-Schwankungen damit zu einer instabilen Atmung. Umgekehrt liegt bei schwächer ausgeprägter regulatorischer Aktivität ein niedrigerer *Loop Gain* vor, der mit weniger markanten CO_2-Fluktuationen einhergeht, aber auch nur schwächere Abweichungen des CO_2 ausgleicht.

4.3.2. Pathophysiologie der nicht-hyperkapnischen und hyperkapnischen zentralen Schlafapnoe

Die nicht-hyperkapnische ZSA kann auf verschiedene Ursachen zurückgehen. Die prominentesten Vertreter sind hier die Herzinsuffizienz, zerebrovaskuläre Beeinträchtigungen oder der Aufenthalt in großer Höhe.

Patienten mit Herzinsuffizienz zeigen häufig eine gesteigerte hyperkapnische Atmungsantwort, welche mit einer Tendenz zur Hyperventilation einhergeht. Hierdurch kommt es zum Absenken des $PaCO_2$ nahe der oder unter die Apnoeschwelle und damit zu einer Prädisposition für zentrale Atmungsstörungen (☞ Abb. 4.2).

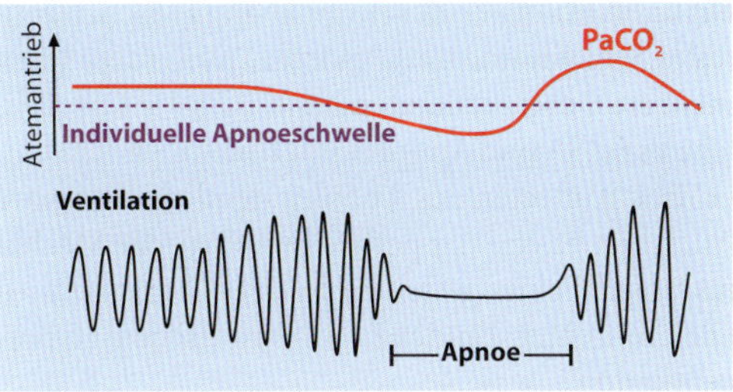

Abb. 4.2: Schematische Darstellung des Verlaufs von CO_2-Partialdruck ($PaCO_2$) und der Ventilation. Ein Rückgang des $PaCO_2$, welches zum Unterschreiten der individuellen Apnoeschwelle führt, zieht eine zentrale Apnoe nach sich. Diese wiederum bedingt eine CO_2-Akkumulation und damit einen Wiederanstieg des $PaCO_2$ über die Apnoeschwelle, wodurch die Atmung wiedereinsetzt.

Ein erhöhter pulmonalkapillärer Wedge-Druck infolge einer pulmonalvenösen Stauung ist ein Faktor, der zur Steigerung der Ventilation und einem Absenken des $PaCO_2$ führt. Unter anderem in Reaktion hierauf vermitteln pulmonale J-Rezeptoren über den Vagusnerv eine Ventilationssteigerung. Nicht selten ist die zentrale Schlafapnoe bei Herzinsuffizienz mit periodischer Atmung assoziiert, die durch einen wiederkehrenden Wechsel von Hyper- und Hypoventilation charakterisiert ist (☞ Abb. 4.3).

Hierbei ist die durch die Herzinsuffizienz bestehende verzögerte Kreislaufzeit und damit eine verzögerte Registrierung von CO_2-Schwankungen ein zusätzlicher Kausalfaktor.

Zerebrovaskuläre Beeinträchtigungen als Ursache einer ZSA bestehen z.B. nach einem Apoplex. Die Assoziation mit Schäden verschiedener Hirnareale

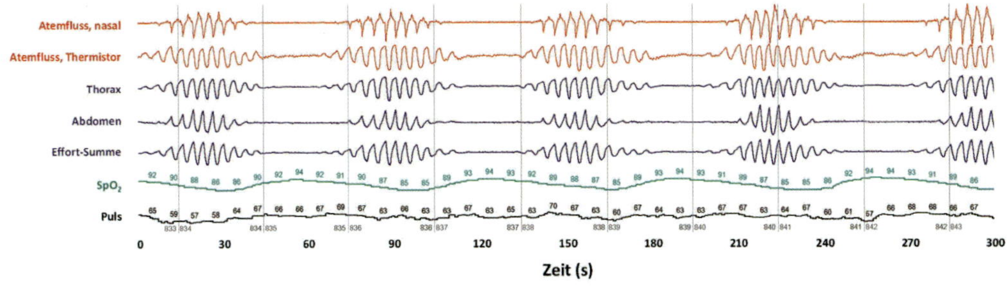

Abb. 4.3: Periodische Atmung in einem 5-Minuten-Ausschnitt einer Polysomnographie. SpO_2: Pulsoxymetrisch gemessene Blutsauerstoffsättigung.

wurden untersucht bzw. diskutiert, eine eindeutige Zuordnung lässt sich aus diesen Untersuchungen jedoch nicht ableiten. Häufig beschrieben ist ein bidirektionaler Zusammenhang zwischen zentraler Schlafapnoe und Apoplex. Außerdem legen mehrere Untersuchungen nahe, dass die Koprävalenz von ZSA und Apoplex mit zunehmender Dauer nach Auftreten des Apoplex deutlich abnimmt. Auch hier basiert der pathophysiologische Mechanismus auf einer gesteigerten CO_2-Chemosensitivität mit einer Tendenz zur chronischen Hyperventilation.

Die ZSA in großer Höhe fußt im Wesentlichen auf dem dort bestehenden erniedrigten Sauerstoffpartialdruck. Die resultierende Hypoxämie führt zur Hyperventilation, die wiederum den Kohlendioxidpartialdruck bis unter die Apnoeschwelle senkt. Typischerweise prägt sich dadurch ein periodisches Atmungsmuster aus.

Die hyperkapnische Form der ZSA, die durch eine erniedrigte hyperkapnische Atmungsantwort und konsekutiver Hypoventilation charakterisiert ist, findet sich z.B. bei der Einnahme von Opioiden. Hierdurch kann ein chaotisches Atmungsmuster resultieren, dass man als ataktische Atmung oder auch Biot-Atmung bezeichnet (☞ Abb. 4.4).

Opioide wirken vor allem auf die zentralen Neuronen im Pons und der Medulla, wo sie zu einer Verringerung des Atemminutenvolumens und der Atemfrequenz führen. In höheren Dosen beeinflussen Opioide auch direkt die bulbospinalen Motoneuronen der Muskeln der oberen Atemwege, des Zwerchfells und der akzessorischen Atemmuskulatur. Dies führt zu einer Verringerung der Thorax-Compliance sowie zu einer Erhöhung des zentralen Atemwegswiderstandes mit einem folglich reduzierten Atemminutenvolumen. Opioide wirken auf alle Aktuatoren des *Loop Gain*-Regelkreises. Die Verringerung der Muskelaktivität beeinflusst den *Plant Gain*, die reduzierte Sensitivität der peripheren und zentralen Chemorezeptoren beeinflusst den *Feedback Gain*, und die Veränderung der Atemfrequenz zeigt die Wirkung auf den *Controller Gain*. Das Ergebnis ist das typische Bild der ataktischen Atmung mit einer hohen Schwankung des Tidalvolumens, der Atemfrequenz und der Tendenz zur Hypoventilation.

Eine besondere Form der ZSA ist die sogenannte *treatment-emergent* ZSA. Definitionsgemäß handelt es sich hierbei um das Auftreten von mindestens 5 zentralen Apnoen und/oder Hypopnoen pro Stunde Schlaf bei der Initiierung einer Positivdruck-Therapie ohne Backup-Frequenz zur Behandlung der obstruktiven Schlafapnoe und unter Ausschluss anderer Ursachen für die ZSA. Ursache ist möglicherweise eine durch CPAP verursachte leichtgradige Absenkung des $PaCO_2$, was bei Patienten mit erhöhtem *Loop Gain* zur Unterschreitung der Apnoe-Schwelle führt. Bei einem Großteil der Betroffenen verschwindet diese Art der ZSA binnen weniger Wochen.

4.3.3. Pathophysiologie des Obesitas-Hypoventilationssyndroms

Das Obesitas-Hypoventilationssyndrom (OHS) ist eine weitere Erkrankung, die mit einem gestörten Atemantrieb einhergeht. Das OHS kann diagnostiziert werden, wenn eine Adipositas (BMI $\geq 30\ kg/m^2$) mit einem am Tage gemessenen $PaCO_2$ über 45 mmHg bei Abwesenheit anderer Ursachen für die Hypoventilation vorliegt. Die Adipositas führt zu einer verminderten funktionellen Residualkapazität und einer peripheren und zentralen Atemwegsobstruktion. Das Auftreten von exspiratorischen Flusslimitationen führt zu

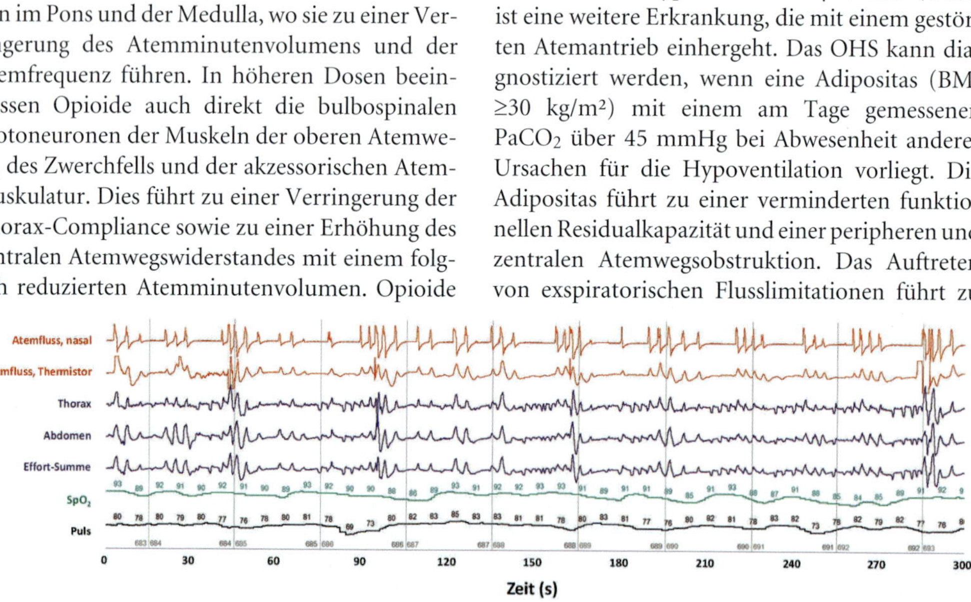

Abb. 4.4: Ataktische Atmung (Biot-Atmung) in einem 5-Minuten-Ausschnitt einer Polysomnographie. SpO_2: Pulsoxymetrisch gemessene Blutsauerstoffsättigung.

einem erhöhten intrinsischen endexspiratorischen Druck mit dynamischer Hyperinflation. In der Folge führt die Adipositas zu einer erhöhten Atmungsarbeit. Zudem wurde bei Patienten mit OHS eine reduzierte hyperkapnische Atmungsantwort festgestellt.

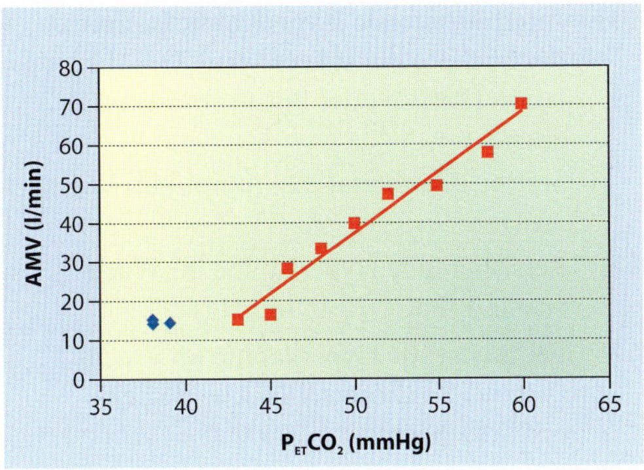

a

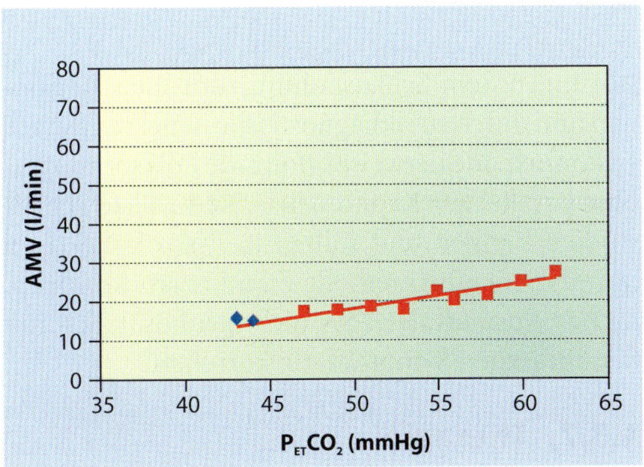

b

Abb. 4.5a+b: Darstellung des Atemminutenvolumens (AMV) in Abhängigkeit vom end-tidalen CO_2-Partialdruck ($P_{ET}CO_2$) bei normaler (**a**) bzw. reduzierter (**b**) hyperkapnischer Atmungsantwort.

Ob dies ein Faktor ist, der zur Hypoventilation beiträgt, oder lediglich Ausdruck einer ungünstigeren Atmungsmechanik oder anderer zugrundeliegender Mechanismen, wird noch diskutiert. Dennoch zeigen sich verschiedene Adipositas-Phänotypen, von denen nur ein Teil mit einer Hypoventilation einhergeht. Somit muss es weitere Faktoren geben, die bei einer Subgruppe von Menschen mit Adipositas zu einer Hypoventilation führen. Neuere Arbeiten deuten darauf hin, dass eine Leptinresistenz teilweise für das Auftreten einer alveolären Hypoventilation verantwortlich ist. Leptin wird in Adipozyten produziert und stimuliert die Ventilation. Es wird bei Patienten mit OHS in höheren Konzentrationen gefunden. Da eine Leptintherapie die Hypoventilation nicht verbessert, wird angenommen, dass bei den betroffenen Personen eher eine Leptinresistenz als ein absoluter Leptinmangel der relevante Mechanismus ist.

4.3.4. Klassifikation der zentralen Schlafapnoe

Gemäß der Internationalen Klassifikation von Schlafstörungen (ICSD-3) werden acht verschiedene Formen der ZSA unterschieden:

- ZSA mit periodischer Atmung
- ZSA ohne periodische Atmung auf Basis einer Grunderkrankung
- ZSA bei Aufenthalt in großer Höhe
- ZSA aufgrund von Substanzen-/Medikationsgebrauch
- Primäre ZSA
- Primäre ZSA im Säuglingsalter
- Primäre ZSA bei Frühgeborenen
- *Treatment-emergent* ZSA

4.3.5. Klassifikation adipositasassoziierter Hypoventilation

In den letzten Jahren wurden vermehrt auch klinisch relevante Vorstufen des OHS diskutiert. Vor diesem Hintergrund hat die Taskforce der *European Respiratory Society* eine 5-stufige Klassifikation adipositasassoziierter Atmungsstörungen vorgeschlagen (☞ Tab. 4.4) [2].

4.3.6. Diagnostik

Zur Diagnose eines gestörten Atemantriebes bzw. damit assoziierter Erkrankungen ist allen voran eine ausführliche Anamnese erforderlich, die neben der Symptomatik und medizinischen Vorgeschichte (soweit möglich) auch fremdanamnestische Angaben berücksichtigen sollte. Eine Blutgasanalyse (BGA) unter Ruhebedingungen am Tage sowie in der Nacht wird benötigt, um etwaige Auswirkungen einer Atemantriebsstörung auf den Blutgashaushalt und den Status einer möglichen metabolischen Kompensation zu beurteilen und um zu differenzieren, ob diese Auswirkungen am Tage und/oder in der Nacht bestehen. Zudem ist zur Diagnose eines OHS definitionsgemäß ein

0	Gefährdet	BMI >30 kg/m²	OSA	Keine Hyperkapnie
I	Adipositasassoziierte Hypoventilation im Schlaf	BMI >30 kg/m²	OSA/SH	Intermittierende Hyperkapnie während des Schlafes ohne sukzessive CO_2-Akkumulation ($PaCO_2$ oder $P_{tc}CO_2$ morgens ≈ abends) Serum-Bikarbonat <27 mmol/l im Wachzustand
II	Adipositasassoziierte Hypoventilation im Schlaf	BMI >30 kg/m²	OSA/SH	Intermittierende Hyperkapnie während des Schlafes mit sukzessiver CO_2-Akkumulation ($PaCO_2$ oder $P_{tc}CO_2$ morgens > abends) Serum-Bikarbonat ≥27 mmol/l im Wachzustand
III	Obesitas-Hypoventilation	BMI >30 kg/m²	OSA/SH	Persistierende Hyperkapnie im Wachzustand ($PaCO_2$ >45 mmHg)
IV	Obesitas-Hypoventilations-syndrom	BMI >30 kg/m²	OSA/SH	Persistierende Hyperkapnie im Wachzustand, kardiometabolische Begleiterkrankungen

Tab. 4.4: Stadien der adipositasassoziierten Hypoventilation gemäß der *Task Force* der *European Respiratory Society*. OSA: Obstruktive Schlafapnoe, SH: Schlafhypoventilation, $PaCO_2$: Arterieller CO_2-Partialdruck, $P_{tc}CO_2$: transkutan gemessener CO_2-Partialdruck.

$PaCO_2$ von mehr als 45 mmHg erforderlich. Um die ventilatorische Situation im Schlaf besser bewerten zu können, ist eine nächtliche Kapnometrie erforderlich. Hiermit lässt sich z.B. eine CO_2-Akkumulation im Rahmen einer nächtlichen Hypoventilation messen und auch von intermittierenden CO_2-Anstiegen als Folge schlafbezogener Atmungsstörungen abseits der chronischen nächtlichen Hypoventilation differenzieren. Allerdings ist die Verlässlichkeit der absoluten Messwerte dieser Methode durch verschiedene Einflussfaktoren eingeschränkt, üblicherweise besteht eine systematische Abweichung nach oben. Bei einer ausgeprägten Hypokapnie zeigt sich die Abweichung nach oben weiter verstärkt. Bei milder Hyperkapnie bis 50 mmHg hingegen sind die Messwerte näher am Goldstandard der arteriellen BGA. Außerdem besteht eine gewisse Abhängigkeit der Messwerte vom Alter sowie vom Sauerstoff-Partialdruck.

Neben einer Kapnometrie ist die Bestimmung der hyperkapnischen Atmungsantwort sinnvoll, da diese die CO_2-Chemosensititvität direkt widerspiegelt und das Verständnis für die zugrundeliegende Pathophysiologie schärfen kann.

Bei vorliegendem Verdacht auf eine ZSA ist eine Polysomnographie unverzichtbar, um Atmungsstörungen dem Schlafstadium zuordnen zu können und differentialdiagnostische Aspekte erfassen zu können. Idealerweise erfolgt die Polysomnographie parallel zur Kapnometrie. Reduzierte Schlafstudien können und sollten in Risikokollektiven nur als Screeningmethode zum Einsatz kommen, da das Ausmaß der ZSA nicht grundsätzlich mit der klinischen Symptomatik korreliert.

4.3.7. Therapie

Beim Vorliegen einer ZSA ist über die notwendigen Therapieschritte unter Berücksichtigung der folgenden Aspekte zu entscheiden: Zunächst muss die zugrundeliegende Pathophysiologie bzw. Grunderkrankung und deren Ausprägung definiert werden. Es ist von entscheidender Bedeutung, welche Störung des Atemantriebs (Hypo- oder Hyperventilation) vorliegt, um über Therapieformen sinnvoll entscheiden zu können. Zudem ist das Ausmaß der assoziierten Symptomatik zu bestimmen und relevante Komorbiditäten, wie z.B. eine parallel bestehende obstruktive Schlafapnoe, zu erfassen. In Abhängigkeit von Ursache, Ausmaß und Auswirkungen der Atmungsstörung ist schließlich über geeignete therapeutische Maßnahmen zu entscheiden. Hierzu zählt im Falle einer zugrundeliegenden Krankheit in jedem Fall die optimale Behandlung dieser soweit möglich. Ob die Initiierung einer kontinuierlichen Positivdrucktherapie (CPAP), einer adaptiven Servoventilation (ASV) oder gar einer *Bilevel*-Positivdruck (BPAP)-Therapie indiziert ist, hängt von der Prädominanz pathophysiologischer Einflussgrößen ab.

Die CPAP-Therapie sorgt mit einem kontinuierlichen und konstanten Positivdruck in erster Linie für eine pneumatische Schienung der oberen Atemwege und führt somit vornehmlich zur Beseitigung obstruktiver schlafbezogener Atmungsstörungen. Darüber hinaus stabilisiert CPAP aber auch die kleinen Atemwege, rekrutiert atelektatische Lungenareale und reduziert das Ventilations-Perfusions-Missverhältnis sowie die Atmungsarbeit. Die ASV-Therapie zielt auf die Erhaltung eines stabilen Atemminutenvolumens ab. Dies wird, auf der Basis eines endexspiratorischen Drucks, durch eine Atemzug für Atemzug angepasste inspiratorische Druckunterstützung erreicht. Zudem erlauben gängige ASV-Geräte die automatische Anpassung des exspiratorischen Druckes (EPAP) in Reaktion auf erkannte obere Atemwegsobstruktionen. Bei der BPAP-Therapie, die mit getrennten Niveaus von Inspirationsdruck (IPAP) und EPAP arbeitet, werden drei verschiedene Formen unterschieden. BPAP-S (spontan) ist eine Variante, bei der die Spontanatmung des Patienten das Gerät dazu veranlasst, aufgrund des einsetzenden Inspirationsflusses auf das IPAP-Niveau zu wechseln. Im T-Modus (*timed*) wechselt das Gerät auf der Grundlage einer voreingestellten festen Atemfrequenz zwischen EPAP und IPAP. BPAP-S/T stellt eine Zwischenform dar, bei der das Gerät in erster Linie durch die Spontanatmung getriggert wird, den Patienten aber zusätzlich auf der Grundlage einer festgelegten Mindestatemfrequenz (oder Backup-Rate) beatmet, wenn die Spontanatemfrequenz unter dieses Niveau fällt.

Die chronische Hyperventilation kann durchaus erfolgreich mit CPAP behandelt werden, wenn der *Loop Gain*, und damit eine überschießende Atmungsantwort nicht zu hoch ausfällt. Ansonsten, insbesondere bei ausgeprägter periodischer Atmung, ist eine Therapie mit ASV indiziert.

Bei ZSA infolge einer Herzinsuffizienz ist zunächst sicherzustellen, dass letztere optimal therapiert ist. Therapien in diesem Zusammenhang, die zu einer Reduktion des pulmonalkapillären Wedgedrucks oder Erhöhung der linksventrikulären Ejektionsfraktion (LVEF) führen, können zur Verbesserung oder gar zum Verschwinden der ZSA führen [3-5]. Bei persistierender ZSA trotz optimaler Behandlung der Herzinsuffizienz sollte bei einem Apnoe-Hypopnoe-Index (AHI) von mindestens 15/h oder bei stark ausgeprägter Symptomatik wie Tagesschläfrigkeit zunächst eine CPAP-Therapie initiiert werden. Gelingt die Reduktion des AHI auf unter 15/h bzw. der Symptomatik unter CPAP nicht, besteht die nächste Eskalationsstufe in der Einleitung einer ASV-Therapie. Diese ist allerdings kontraindiziert, wenn die LVEF unter 45 % liegt. Diese Einschränkung geht auf Ergebnisse einer großen randomisiert-kontrollierten Studie bei Herzinsuffizienz mit reduzierter linksventrikulärer Pumpfunktion (SERVE-HF) zurück, die eine Übersterblichkeit in der Interventionsgruppe fand. Allerdings gibt es einige Kritikpunkte an dieser Studie, welche die Aussagekraft dieses Resultates infragestellen. Zum Beispiel wechselte ein erheblicher Anteil von Patienten zwischen dem Interventionsarm mit ASV-Therapie und dem Kontrollarm ohne ASV-Therapie. Zudem kam in der Studie ein ASV-Gerät der ersten Generation mit nicht-adaptivem EPAP zum Einsatz, dessen minimale Druckunterstützung nicht unter 3 cmH_2O eingestellt werden konnte. Schließlich war sowohl das Therapieergebnis als auch die -adhärenz in einem relevanten Anteil der Patienten unzureichend. Daher werden die Ergebnisse der ADVENT-HF-Studie erwartet. Diese Untersuchung schloss sowohl Herzinsuffizienz-Patienten mit obstruktiver als auch zentraler Schlafapnoe ein und verglich die alleinige optimale kardiale Behandlung mit einer zusätzlichen ASV-Therapie. Die bisher vorgelegten Ergebnisse zeigen einen Trend zur Verbesserung des Überlebens bei CSA-Patienten in der ASV-Gruppe und jedenfalls keine schädliche Wirkung. Sollten sich signifikante Vorteile bei Lebensqualität oder Symptomatik zeigen, könnte dies zu einer Bereicherung des therapeutischen Portfolios bei CSA führen.

4.3.8. Literatur

1. Wellman A, Malhotra A, Fogel RB, et al. Respiratory system loop gain in normal men and women measured with proportional-assist ventilation. J Appl Physiol 2003; 94:205-212.

2. Randerath W, Verbraecken J, Andreas S, et al. Definition, discrimination, diagnosis and treatment of central breathing disturbances during sleep. Eur Respir J 2017; 49:1600959.

3. Solin P, Bergin P, Richardson M, et al. Influence of Pulmonary Capillary Wedge Pressure on Central Apnea in Heart Failure. Circulation 1999;99:1574-1579.

4. Mansfield DR, Solin P, Roebuck T, et al. The effect of successful heart transplant treatment of heart failure on central sleep apnea. Chest 2003;124:1675-1681

5. Sinha A-M, Skobel EC, Breithardt O-A, et al. Cardiac resynchronization therapy improves central sleep apnea and Cheyne-Stokes respiration in patients with chronic heart failure. J Am Coll Cardiol 2004;44:68-71.

5. Supportive Therapie

5.1. Langzeit-Sauerstofftherapie (LTOT)

5.1.1. Indikation zur LTOT

Im Allgemeinen versteht man unter einer LTOT (*Long-Term Oxygen Therapy*) die Gabe von Sauerstoff für mindestens 15 Stunden pro Tag. Unterschiedliche pulmonale und kardiale Erkrankungen wie beispielsweise die COPD, interstitielle Lungenerkrankungen oder die chronische Herzinsuffizienz können im Verlauf zu einer chronischen Hypoxämie mit der Erfordernis einer Langzeitsauerstofftherapie führen. Betroffene Patienten sind in ihrer Leistungsfähigkeit eingeschränkt. Die Lebensqualität ist reduziert. Es besteht eine erhöhte Mortalität [1, 2].

Die chronische Hypoxämie ist definiert durch das Vorliegen zweier Blutgasanalysen mit einem Sauerstoffpartialdruck von ≤55 mmHg in Ruhe während einer mindestens dreiwöchigen stabilen Krankheitsphase. Liegt dies vor, besteht grundsätzlich die Indikation zur Einleitung einer LTOT. Liegt zusätzlich zur Grunderkrankung noch eine sekundäre Polyglobulie mit einem Hämatokrit ≥55 % und/oder Cor pulmonale mit und ohne Rechtsherzinsuffizienz vor, ist bereits bei PaO_2-Werten >55 mmHg und ≤60 mmHg die Indikation zur Heimsauerstofftherapie gegeben [3, 4].

Ziele einer LTOT bei chronischer Hypoxämie sind die Verbesserung der Lebensqualität und Leistungsfähigkeit sowie eine Reduktion der Mortalität [5].

Weisen Patienten jedoch zusätzlich eine chronisch hyperkapnische respiratorische Insuffizienz auf, so ist zusätzlich die Indikation zur nicht-invasiven Beatmung zu prüfen. Grundsätzlich können beide Therapieformen parallel und in Kombination angewendet werden [6].

Ist bei mobilen Patienten die Indikation zur Langzeitsauerstofftherapie gegeben, sollte eine mobile Sauerstofftherapie (AOT – *Ambulatory Oxygen Therapy*) in Erwägung gezogen werden, wenn die Anwendungszeit von mindestens 15 Stunden nicht erreicht werden kann (prognostische Indikation) [1].

5.1.2. Versorgungstechniken für eine LTOT

Für die Durchführung einer LTOT stehen verschiedene Systeme zur Verfügung. Unterschieden wird zwischen stationärer und mobiler Versorgung.

Folgende Devices können verordnet werden:

- stationäre Konzentratoren (vom Stromnetz abhängig)
- mobile Konzentratoren (stromnetzunabhängig mit Akku)
- Sauerstoffdruckflaschen
- Flüssigsauerstoff (für stationären und mobilen Einsatz)

Stationäre Sauerstoffkonzentratoren

Bei stationären Sauerstoffkonzentratoren handelt es sich um strombetriebene Geräte, die den Sauerstoff aus der Umgebungsluft mittels spezieller Siebe konzentrieren (Sauerstoff und Stickstoff werden voneinander getrennt).

Dadurch können Sauerstoffkonzentrationen von etwa 90 % ± 5 % und Flussmengen von bis zu 6 Liter O_2 pro Minute erreicht werden.

Eine regelmäßige Sauerstoffbelieferung ist nicht erforderlich.

Nachteilig sind ein dauerhaft begleitender Geräuschpegel (31-48 dB), Wartungen der Geräte in regelmäßigen Intervallen, Reinigung beziehungsweise Tausch der Filter sowie eine eingeschränkte Aktions-und Bewegungsfreiheit des Patienten in der häuslichen Umgebung. Stationäre Konzentratoren sind aufgrund ihres modellabhängigen Eigengewichtes von ca. 20 kg und der Netzabhängigkeit nicht für den mobilen Einsatz geeignet. Die Nutzung beschränkt sich somit auf das direkte Wohnumfeld und ist zudem abhängig von der Länge des verwendeten Schlauchsystems (die Verbindung vom Konzentrator zur Nasenbrille). Die übliche Länge beträgt etwa 15 Meter.

Für mobile Patienten ist die alleinige Versorgung mittels stationärem Konzentrator also nicht ausreichend. Hier muss zusätzlich an eine mobile Versorgung gedacht werden.

Eine Sonderform stellen Konzentratoren mit einem sogenannten *Home-Fill*-System dar.

Hierbei können für die Mobilität erforderliche Druckgasflaschen am Konzentrator befüllt werden [7-11].

Mobile Sauerstoffkonzentratoren

Bei den mobilen Geräten wird zwischen transportablen und tragbaren Konzentratoren unterschieden. Im Wesentlichen unterscheiden sich beide Systeme in den Punkten Gewicht und Sauerstoffabgabe.

Transportable Konzentratoren können bis zu 8,6 kg wiegen, tragbare Konzentratoren hingegen wiegen etwa zwischen 1,9 kg und 4,5 kg. Einen transportablen Konzentrator muss der Patient aufgrund des höheren Gewichts oft wie einen Rollkoffer hinter sich herziehen.

In Bezug auf die Sauerstoffabgabe wird zwischen kontinuierlich und intermittierend unterschieden. Bei transportablen Geräten sind meist beide Abgabeformen möglich.

Tragbare Konzentratoren geben in der Regel den Sauerstoff intermittierend (*on demand*) ab. Der Patient triggert das Gerät nach Bedarf an, und erhält je Atemzug eine Sauerstoffmenge von maximal 50 ml. Das entspricht 1 Liter Sauerstoff pro Minute bei einer Atemfrequenz von 20 pro Minute.

Deutliche Unterschiede innerhalb der Gruppe der tragbaren Konzentratoren gibt es in Bezug auf Gewicht, Akkuleistung und Demandsteuerung (Auslöseverhalten/Triggersensitivität). Zudem sind bei tragbaren Konzentratoren die vom Hersteller angegebenen Zahlenwerte (Stufen) nicht identisch mit den eigentlichen Flussraten (l/min) [9, 10, 12-14].

Sauerstoffdruckflaschen

Hier liegt komprimierter Sauerstoff mit einem Druck von meist 200 bar vor. Für die Mobilität werden in der Regel 0,8 Liter-Flaschen und 2 Liter-Flaschen verwendet. Das entspricht einer Sauerstoffmenge von 160 Liter bzw. 400 Liter Sauerstoff. Was die gespeicherte Sauerstoffmenge und das Gewicht betrifft, so sind die Druckgasflaschen den Flüssigsauerstoff-Flaschen unterlegen [1].

Flüssigsauerstoff

Bei diesem System wird Sauerstoff bei einer Temperatur von –186° Celsius in isolierten Behältern gespeichert. Ein Liter Flüssigsauerstoff entspricht dabei etwa 860 Litern gasförmigem Sauerstoff. Behälter für die Speicherung gibt es in verschiedenen Größen. Sowohl Speicherbehälter für 30-50 Liter Flüssigsauerstoff als auch kleine tragbare Systeme, die auch Stroller genannt werden. Diese mobilen Einheiten kann der Patient selbst an den großen Behältern wiederbefüllen.

Unabdingbar ist bei der Versorgung mit Flüssigsauerstoff der regelmäßige Kontakt und Besuch des Providers zur Füllung der Vorratsbehälter.

Im Vergleich zu Druckgasflaschen sind die sogenannten Stroller leichter und weisen eine viermal höhere verfügbare Sauerstoffmenge auf. Somit kann der Mobilitätsradius des Patienten noch vergrößert werden. Wie bei den tragbaren Konzentratoren gibt es auch hier die Möglichkeit der Verwendung eines Demandsystems.

Weist ein Patient einen deutlich höheren Sauerstoffbedarf auf (>6-15 Liter O_2/Minute) kann ein High-Flow-System mit speziellem Stroller zum Einsatz kommen [15].

Versorgungssystem	Mobilität	Gewicht	Compliance	Lautstärke
Konzentrator	Keine	14 kg	(– –)	Laut
Konzentrator + O_2-Druckflaschen (ggf. + *Demand*)	Max. 2 h pro Füllung	6 kg	(–)	Laut/leise
Mobile Konzentratoren (ggf. + *Demand*)	Ca. 2-4 h Akkuleistung (je nach Stufe und Witterung)	2,3-8 kg	(– / +)	Laut/leise
Homefill-System (ggf. + *Demand*)	Ca. 2-4 h pro Füllung	2,3 kg	(– / +)	Laut/leise
Flüssigsauerstoff	Max. 8 h pro Füllung	3,7 kg	(+)	Sehr leise
Flüssigsauerstoff mit *Demand*	Bis 20 h pro Füllung	1,6 kg	(+ +)	Sehr leise

Tab. 5.1: Übersicht der unterschiedlichen Versorgungssysteme (Quelle: Linde Gas Therapeutics).

5.1.3. Beatmung und Sauerstoff

Der Einsatz einer zusätzlichen Sauerstoffgabe unter bestehender Heimbeatmung sollte dann erfolgen, wenn der Sauerstoffpartialdruck trotz Beatmung unter 55 mmHg und die Sauerstoffsättigung unter 90 % liegt. Zuvor sollte allerdings überprüft werden, in wieweit noch Optimierungsbedarf der Beatmung besteht. Beispielhaft sei hier die Titrierung des positiven endexspiratorischen Drucks (PEEP) bei zusätzlich bestehender obstruktiver Schlafapnoe mit intermittierenden Entsättigungen bei nicht-invasiver Beatmung genannt. Auch einer eventuell noch bestehenden Hypoventilation sollte mit ausreichend hohen inspiratorischen Drücken und einem ausreichenden PEEP zur Verbesserung des Ventilations/Perfusions-Verhältnisses begegnet werden [6, 16].

Praktische Durchführung

Die Sauerstoffbeimischung kann auf zwei Arten erfolgen:

- Einlassmöglichkeit direkt am Gerät (meist seitlich oder an der Rückseite befindlich)
- Einsatz eines Adapters direkt in das Beatmungsschlauchsystem

Grundsätzlich sind die Angaben des Herstellers zu beachten. Beispielsweise muss bei den meisten Geräten darauf geachtet werden, dass der Sauerstoff nicht über einen Kaltwasser-Sprudler eingeleitet wird (bei Verwendung der Einlassmöglichkeit direkt am Beatmungsgerät).

Häufige Probleme durch die Kombination von Sauerstoffgabe und Beatmungstherapie:

▶ Schlauchsystem

Bei offenen Schlauchsystemen muss im Vergleich zu Systemen mit gesteuertem Ausatemventil meist eine höhere Sauerstoff- Flussrate gewählt werden.

▶ Maskenleckagen (*unintentional leaks*)

Maskenleckagen führen durch die Leckagekompensation zu einem höheren Luftfluss und damit bei gleichbleibender Sauerstoffzumischung zu einer geringeren Sauerstoffkonzentration in der Atemluft.

▶ Hohe inspiratorische und exspiratorische Beatmungsdrücke

Hohe Beatmungsdrücke führen über den hohen Luftfluss in Kombination mit sogenannten *vented* Masken zu einer reduzierten Sauerstoffkonzentration. Dies ist insbesondere bei Veränderung der Beatmungsdrücke zu beachten.

▶ Häusliches LTOT-System

Für die Beimischung von Sauerstoff in das Beatmunggerät ist ein kontinuierlicher Sauerstofffluss zwingend notwendig. Ein rein demandfähiges System funktioniert hier nicht [17-23].

5.1.4. Verordnung und Reevaluation einer bestehenden Heimsauerstofftherapie

Zunächst muss die Indikation zur Heimsauerstofftherapie gestellt werden. Bezüglich der Indikationsstellung sei auf die Leitlinien verwiesen. Danach erfolgt die Verordnung mittels eines Verordnungsformulares.

Das Formular beinhaltet unter anderem:

- Diagnose
- Blutgase (arteriell oder kapillär) sowie Sauerstoffsättigung in Ruhe und unter Belastung
- Aussagen zur Mobilität (Stunden pro Tag innerhalb und außerhalb von Wohnung/Haus)
- Demandfähigkeit (für Verordnung eines mobilen Gerätes mit Sauerstoffsparsystem)
- Für den Patienten ausgewähltes Sauerstoffsystem und ggf. benötigte Tragehilfen
- Sauerstoff-Flussraten in Liter/min in Ruhe, im Schlaf und unter Belastung
- Hinweis zur Therapiedauer

Bei mobilen Patienten sollte zur möglichen Vergrößerung der Reichweite die Demandfähigkeit vor Fertigstellung der Verordnung getestet werden. Dies geschieht sowohl in Ruhe als auch unter Belastung und optimalerweise mit dem zu verordnenden Demand-System [24-27].

Demandsysteme oder auch Demandventile setzen Sauerstoff nur während der Inspiration frei. Hierzu muss der Patient eine Auslöseschwelle zur Freisetzung eines Sauerstoffbolus überwinden. Die auf dem Markt befindlichen Demandsysteme verschiedener Hersteller weisen allerdings im Hinblick auf das Auslöseverhalten Unterschiede auf.

Somit kann gerade bei höherer Atemfrequenz unter Belastung die Sauerstoffbereitstellung deutlich variieren. Aus diesem Grund sollte die *Demand*-Fähigkeit des Patienten vor Verordnung des jeweiligen Systems getestet werden [28, 29].

Vor Verordnung einer LTOT ist zudem unbedingt der Raucherstatus zu evaluieren. Rauchende Patienten mit einer Sauerstofftherapie können sich selbst und Menschen in ihrer Umgebung gefährden. Immer wieder kommt es zu lebensgefährlichen oder sogar tödlichen Verbrennungen (vor allem Inhalationstraumata und Verbrennungen im Gesicht). Sauerstoff an sich ist zwar nicht entflammbar, er fungiert aber als Brandbeschleuniger. Darüber hinaus wird ein geringerer Therapienutzen bei fortgesetztem Nikotinkonsum angenommen (☞ Abb. 5.1).

Hier sollte unter Abwägung der Vor- und Nachteile im Einzelfall entschieden und der Patient ausführlich aufgeklärt und geschult werden [30, 31].

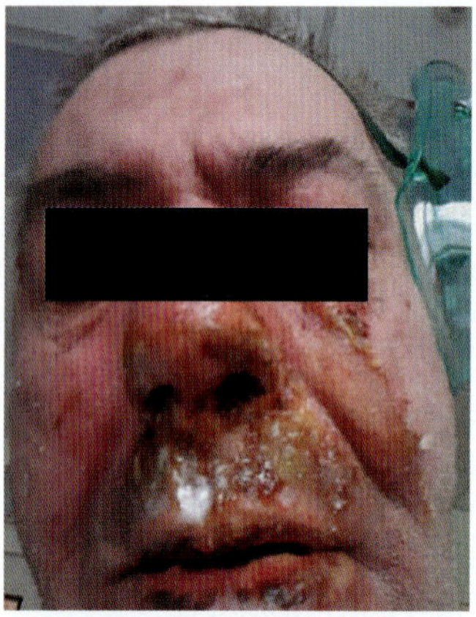

Abb. 5.1: Verbrennung bei Rauchen mit Sauerstoff.

Eine Reevaluation der Indikation zur Fortführung der Langzeitsauerstofftherapie sollte bei Vorliegen einer chronischen Hypoxämie im Zeitraum von maximal 3 Monaten erfolgen [13]. Im Falle einer begleitenden initial eingeleiteten NIV-Therapie kann die erste Reevaluation zusammen mit der ersten Heimbeatmungskontrolle nach 6 Wochen durchgeführt werden.

5.2. Sekretmanagement

Unter dem Begriff Sekretmanagement werden Maßnahmen zur verbesserten Sekretolyse, Sekretmobilisation und Sekretexpektoration zusammengefasst. Ziel sind die Mobilisierung und der Abtransport von Bronchialsekret aus peripheren Lungenabschnitten in Richtung zentraler Atemwege.

5.2.1. Physiologie von Bronchialsekretion, mukoziliärer Clearance und Hustenstoß

Beim gesunden Menschen werden pro Tag etwa 10 ml Bronchialsekret in den Becherzellen sowie submukösen Drüsen der Atemwege produziert. Hauptsächlich besteht der Mukus aus Wasser (95 %) und Eiweiß (2 %) wobei der Eiweißanteil die Viskosität bestimmt.

Der Aufbau des Bronchialsekretes ist zweischichtig. Der Zelloberfläche liegt eine dünnflüssige (wässrige) Schicht auf, die sogenannte Solschicht. In die Solschicht tauchen die Kinozilien der Zellen ein (etwa 200-300 Zilien pro Zelle). Darauf inselförmig aufgelagert befindet sich eine zähflüssige (visköse) Schicht, die Gelschicht. Auf ihr bleiben Fremdkörper und Mikroorganismen haften. Die Solschicht sorgt für eine freie Beweglichkeit der Zilien. Die Zilien schlagen mundwärts gerichtet mit einer Frequenz von etwa 5-15/Sekunde. Die Bewegungen sind koordiniert und wellenförmig. Die Spitzen der Zilien ragen dabei in die Gelschicht hinein und sorgen somit für einen Abtransport des Mukus aus den Atemwegen. Dabei sind auch die rheologischen Eigenschaften (Fließeigenschaften/ Viskosität) des Mukus mit entscheidend für eine effektive mukoziliäre Clearance.

Bei Störungen der mukoziliären Clearance kommt dem Husten als Ersatzmechanismus eine besondere Bedeutung zu.

Der Hustenstoß in einzelnen Schritten:

- Tiefe Inspiration (bis zu 80 % der Vitalkapazität)
- Glottisschluss
- Anspannen der Exspirationsmuskulatur bei geschlossener Glottis (insbesondere Bauchmuskulatur)
- Weitstellen der Glottis bei fortgeführter Anspannung der Exspirationsmuskulatur. Dadurch entsteht ein hoher Fluss aus den peripheren Atemwegen, der das Sekret mitreißt

Alle Einzelschritte sind in der Gesamtheit wichtig für ein effektives Husten.

Darüberhinaus unterstützen die Verengung und somit Verkleinerung des Trachealdurchmessers durch Vorwölben der Pars membranacea sowie die Thixotropie des Sekrets (Verflüssigung durch Bewegung) die Sekretelimination [32, 33].

5.2.2. Pathophysiologie

Bei verschiedenen Erkrankungen kann es zu vermehrter Sekretbildung beziehungsweise zu einem erschwerten oder verminderten Abtransport des Sekrets kommen. Das betrifft sowohl die mukoziliäre Clearance als auch den Hustenstoß.

- Obstruktive Atemwegserkrankungen
  - Asthma bronchiale
  - COPD
  - Cystische Fibrose
  - Bronchiektasen
  - Primär ziliäre Dysfunktion
- Abgeschwächter bzw. fehlender Hustenstoß
  - Neuromuskuläre Erkrankungen (z.B. ALS)
  - Querschnittlähmung
  - Auf der Intensivstation erworbene Muskelschwäche (*ICS-aquired weakness*)
- Rezidivierende Aspirationen
- Vorhandensein eines invasiven Beatmungszugangs (Trachealkanüle)

Tab. 5.2: Ursachen einer gestörten Sekretclearance [6].

- Erhöhung von Atemwegswiderstand und daraus resultierend erhöhte Atmungsarbeit
- Bildung von Atelektasen durch Verlegung der Bronchien
- Ventilmechanismus mit konsekutiver Überblähung einzelner Lungenbereiche
- Zunahmen eines Ventilations-Perfusions-Mismatches mit konsekutiver Hypoxämie
- Erhöhtes Infektionsrisiko durch Bakterienvermehrung
- NIV-Versagen
- Scheitern einer Extubation mit nachfolgender Reintubation

Tab. 5.3: Folgen einer vermehrten Sekretansammlung in den Atemwegen [33].

5.2.3. Anamnese und Diagnostik

Diagnostische Verfahren zur Erkennung einer Sekretretention sind primär die körperliche Untersuchung und Auskultation. Des Weiteren können Röntgen Thorax, Blutgasanalyse und Bronchoskopie eingesetzt werden.

Die frühzeitige Erkennung einer Hustenschwäche ist nicht nur bei Patienten mit neuromuskulären Erkrankungen wichtig. Hierzu sind neben anamnestischen Angaben wie vermehrter Verschleimung und Schluckstörungen auch körperliche Untersuchung und klinische Beobachtung wichtig. Hinweisend können klinische Bilder wie der Einsatz der Atemhilfsmuskulatur, paradoxe Atmung und Rasselgeräusche bei der Auskultation sein. Zur weiteren Evaluation gehört, Parameter wie Vitalkapazität und Hustenspitzenfluss (*Peak Cough Flow*, PCF) zu erheben [34].

Zudem kann mithilfe eines Pulsoxymeters eine mögliche Sekretverlegung bei neuromuskulär erkrankten, aber lungengesunden Patienten erkannt werden (Sauerstoffsättigung <95 %).

Hustenstoß

Mit einem Peak-Flow-Meter oder lungenfunktionsdiagnostisch mittels Pneumotachografen lässt sich die Stärke des Hustenspitzenflusses messen. Dieser wird als *Peak Cough Flow*, PCF, bezeichnet.

Werte >360 l/min entsprechen der Norm. Liegt der PCF-Wert <250 -270 l/min, besteht bei Patienten mit neuromuskulären Erkrankungen die Gefahr der Dekompensation der Hustenkapazität im Falle eines Infektes. PCF-Werte <160 l/min sind als kritisch zu bewerten [35-38].

Oxymeter-Feedback-Protokoll

Die Pulsoxymetrie ist eine einfache Messmethode, um bei Patienten mit neuromuskulären Erkrankungen einen möglichen Sekretverhalt zu erkennen.

Davon ausgehend, dass neuromuskulär Erkrankte normalerweise lungengesund sind, kann eine gemessene Sauerstoffsättigung von <95 % unter anderem auf eine Sekretverlegung bzw. Hypoventilation hindeuten. Bei Patienten mit einer bekannten Lungenerkrankung geht man von einem Abfall der Sauerstoffsättigung um 2-3 % des individuellen Bestwerts aus [39].

Nach Ausschluss weiterer Gründe für eine Hypoxämie wie beispielsweise Pneumonie, Pneumothorax oder Lungenembolie, sollten richtig angewendete Maßnahmen zur Sekretolyse und Sekretexpektoration zu einer schnellen Normalisierung der Sauerstoffsättigung führen. Bei weiterhin zu verzeichnender Hypoxämie und bereits bestehender Beatmungspflichtigkeit sollte die Beatmung fortgesetzt werden. Bleibt auch hier ein Anstieg oder eine Normalisierung der Sauerstoffsättigung aus, sollte zusätzliche Diagnostik wie etwa ein Röntgen-Thorax in Erwägung gezogen werden [34].

5.2.4. Therapeutische Maßnahmen zur Sekretclearance

Ein effektives Sekretmanagement basiert zunächst auf Maßnahmen zur Sekretolyse bzw. Sekretmobilisation, welche medikamentös und nichtmedikamentös sein können. Weiterhin können Maßnahmen zur Sekretexpektoration durchgeführt werden.

Physiologisch betrachtet können fünf Mechanismen zur Verbesserung von Sekretolyse und Sekretexpektoration eingesetzt werden (☞ Tab. 5.3).

Medikamentöse Maßnahmen zur Sekretolyse [40]

- Inhalation mit isotoner Kochsalzlösung in seltenen Fällen auch hypertoner Kochsalzlösung (3-6 %) *Cave:* kann Bronchospasmus aber auch Entzündungen des Bronchialsystems auslösen. Ggf. prophylaktisch vorherige Gabe von kurzwirksamen Beta-Sympathomimetika.
- Bei Cystischer Fibrose: Inhalation mit rekombinanter humaner DNAse. *Cave:* hier kann es zu einer übermäßigen Verflüssigung mit ineffektivem Abhusten des Sekrets kommen.

Nicht-medikamentöse Maßnahmen zur Sekretolyse

- Mobilisation
- Lagerung
- Oszillationstherapie (endobronchial/transthorakal)

▶ Oszillationstherapie

Zur nicht-medikamentösen Sekretolyse kommen u.a. sogenannte oszillierende PEP-Systeme zum Einsatz. Das Prinzip besteht aus einem Zusammenspiel zwischen Erzeugung eines positiven Atemwegsdrucks (*Positive Exspiratory Pressure*) und endogener Vibrationen, die zur Senkung der Viskosität des Bronchialsekrets und zu einer Zunahme des exspiratorischen Flusses führen. Hierbei spielt die Oszillationsfrequenz eine wichtige Rolle, die optimalerweise zwischen 12-17 Hz liegt (Eigenfrequenz der Zilien).

Anzuwendende oszillierende PEP-Systeme (endobronchial) sind beispielsweise Flutter®, RC-Cornet® und Acapella®.

Für den Einsatz der oszillierenden PEP-Systeme ist eine ausreichende Spontanatemzeit und -kraft sowie die aktive Mitarbeit des Patienten Voraussetzung

Vergrößerung des intrathorakalen Volumens	Verstärkung des max. exspiratorischen Flusses	Oszillationstherapie	Zunahme des exspiratorischen Volumens	Endotracheales Absaugen
• Mobilisierung • Lagerung • Atemübungen • *Incentive*-Spirometrie • IPPB/CPAP/NIV	• Lagerung • Husten/Huffen • Manuell assistierter Husten • Mechanischer Insufflator/ Exsufflator	• Endobronchial oszillierende Systeme (Futter, RC-Cornet, Acapella) • IPV (*Intra-pulmonary-Percussive Ventilation*) • Transthorakale Oszillation (HFCWO)	• Lagerung • CPAP • PEP-Systeme	• Blind endotracheal/nasotracheal • Bronchoskopie

Tab. 5.4: Mechanismen zur Verbesserung von Sekretolyse und Sekretexpektoration (nach [6]).

zung. Die Auswahl des Gerätes sollte individuell nach Eignung und Handhabung erfolgen. Zudem verfügen die einzelnen Geräte über unterschiedliche Frequenzen die von der Exspirationskraft, der Haltung (Hand- und Körperposition) und der Einstellung abhängig sind.

Zum Beispiel können RC-Cornet® und Acapella® in jeder Körperposition, die Flutter dagegen nur in sitzender Position angewendet werden.

Zudem besteht beim Einsatz von RC-Cornet® und Acapella® die Möglichkeit der Kombination mit einer Inhalation. Das Cornet® System kann mit einem weiteren Aufsatz auch bei Kanülenträgern und bei offenem Tracheostoma zur Anwendung kommen.

Empfohlen wird eine Anwendungsdauer von 15-20 (-30) Minuten mit kurzen Pausen nach etwa 10-20 Atemzügen. Für alle drei Systeme gilt eine langsame und tiefe Einatmung mit einer Pause von bis zu 3 Sekunden nach Ende der Einatmung. Dadurch soll gewährleistet werden, dass die Luft hinter die Sekretansammlung gelangt. Generell wird eine aufrechte Körperposition empfohlen. Die Lippen des Patienten müssen das Mundstück des Gerätes fest umschließen.

Alternativ steht die transthorakale Hochfrequenz-Oszillations-Therapie (*High Frequency Chest Wall Oscillation*) mit kombinierter zirkulärer Kompressionstherapie des Thorax (z.B. The Vest®) zur Verfügung. Ein Generator erzeugt positive Druckschwankungen (Luftdruckimpulse unterschiedlicher Intensität und Frequenzen), welche mittels einer Weste auf den Thorax übertragen werden. Dabei entstehen Oszillationen im Bereich von 1-20 Hz. Die Dauer der Therapie beträgt etwa 15-20 Minuten und sollte wenn möglich in sitzender Position durchgeführt werden. Sie ist mitarbeitsunabhängig und kann auch unter bestimmten Voraussetzungen bei invasiv beatmeten Patienten eingesetzt werden.

Einstellparameter sind: Therapiedauer, Impulsintensität, -dauer und -frequenz [40, 41].

Maßnahmen zur Förderung der Sekretexpektoration [6]

- Vergrößerung des intrathorakalen Volumens und der Vorspannung durch sogenanntes Luftstapeln oder Air stacking, Nutzung von IPPB, CPAP oder beatmungsgerätespezifischer Funktionen wie LIAM (*Lung Insufflation Assist Maneuver*, Ventilogic LS, FA. Weinmann)
- Verstärkung des maximalen exspiratorischen Flusses durch z.B. Lagerung, Husten/*Huffing* (forciertes Ausatemmanöver bei offen gehaltener Glottis zur Vermeidung eines Atemwegskollaps), manuell assistiertes Husten, Einsatz eines mechanischen Insufflator-Exsufflators
- Zunahme des exspiratorischen Volumens durch z.B. Lagerung, CPAP, PEP-Systeme (*Positive Exspiratory Pressure*)
- Endotracheales Absaugen

5.2.5. Sekretmanagement bei neuromuskulären Erkrankungen

Bei Patienten mit neuromuskulären Erkrankungen, wie beispielsweise der amyotrophen Lateralsklerose (ALS) oder der Muskeldystrophie Typ Duchenne kommt es häufig zu einer Hustenschwäche mit Sekretretention und daraus folgend erhöhtem Infektionsrisiko und Atelektasenbildung.

Die verminderte Hustenkapazität resultiert aus einer Schwäche der Inspirationsmuskulatur, der Exspirationsmuskulatur und der bulbären Muskulatur (in Kombination oder einzeln auftretend).

Von größter Wichtigkeit sind das frühzeitige Erkennen einer Hustenschwäche und die Einleitung effektiver Maßnahmen zur Verhinderung einer Sekretretention durch Sekretmanagement [34].

Grenzwerte des Hustenspitzenflusses und daraus folgendes Procedere [36, 42]

- Hustenspitzenfluss >270 l/min: spezielles Sekretmanagement ist nicht erforderlich, aber regelmäßige Kontrollen in Intervallen von 3-12 Monaten je nach Fortschreiten der Erkrankung
- Hustenspitzenfluss zwischen 160 l/min und 270 l/min: Einleitung Sekretmanagement zur Vermeidung einer Dekompensation bei z.B. Infekt
- Hustenspitzenfluss <160 l/min: Einleitung intensiviertes Sekretmanagement (absolute Indikation)

Maßnahmen zur Sekretexpektoration

(☞ Tab. 5.5)

Praktische Durchführung

- Zuerst sollte, vor allem bei Patienten mit nur leichter Einschränkung der Vitalkapazität (<80 % der Norm), die Fähigkeit zum *Air Stacking* überprüft werden. Bei dieser Form der manuellen Überblähung werden zum Beispiel mittels Beatmungsbeutel (mit Mundstück oder Maske) mehrere aufeinander folgende Atemhübe verabreicht. Zwischen den einzelnen Hüben atmet der Patient nicht aus. Wichtig ist die Nutzung einer Nasenklemme. Bei Vorliegen einer nicht ausreichenden Glottisfunktion können beispielsweise Masken mit Passy-Muir-Ventil eingesetzt werden. Die Effektivität kann nach erfolgtem Air Stacking mittels Spirometrie gemessen werden. Das dabei gemessene exspiratorische Volumen wird als maximale Insufflationskapazität (MIC) bezeichnet. Die MIC sollte größer sein als die Vitalkapazität. Eine Zunahme der Differenz zwischen MIC und Vitalkapazität geht mit einem effektiveren, im Idealfall normalisierten Hustenstoß einher. Bei erfolgreichem Air Stacking sollte ein Beatmungsbeutel inklusive Mundstück/Maske, eine Nasenklemme sowie ein Pulsoxymeter (siehe Oxymeter-Feedback-Protokoll) für die Häuslichkeit verordnet werden. Die Maßnahme sollte mindestens dreimal pro Tag mehrfach hintereinander erfolgen. Durch die regelmäßige Anwendung werden zudem die gelenkigen Verbindungen zwischen Rippen und Wirbelsäule mobilisiert, was die Dehnbarkeit des Thorax erhöhen und dadurch die Atmungsarbeit reduzieren kann [34].
- Kombiniert wird das *Air Stacking*-Manöver mit dem manuell assistierten Husten. Nach erfolgtem Air Stacking wird zu Beginn der Exspiration/des Hustenstoßes mit den Händen ein Druck beidseits auf Rippenbogen bzw. Epigastrium ausgeübt. Das Zwerchfell wird somit abrupt kopfwärts verschoben und so der exspiratorische Fluss verstärkt. Schwierig dabei ist die Koordination zwischen Druckaufbau und Exspirationsbeginn. Zudem sollte das manuell assistierte Husten wegen der Gefahr des Erbrechens nicht unmittelbar nach Nahrungsaufnahme durchgeführt werden [34].
- Eine weitere Maßnahme zur Sekretexpektoration stellt die Verwendung eines mechanischen Insufflator-Exsufflator (MI-E) dar. Das Gerät arbeitet in zwei Phasen. Inspiratorisch wird ein positiver Druck, exspiratorisch ein negativer Druck aufgebaut. Zudem kann eine In- und eine Exspirationszeit gewählt werden. Überdies sind gerätespezifisch beispielsweise Triggeroptionen möglich. Der MI-E kann sowohl nicht-invasiv über Mundstück bzw. Maske (Mund und Nase) als auch invasiv über Tubus oder Trachealkanüle angewendet werden. Für eine ausreichende Befüllung und Vordehnung der Lunge in der Inspiration sowie das unterdruckbedingte "Heraussaugen" des Sekrets in der Exspiration, werden Drücke von mindestens 40 mbar und Inspirationszeiten von wenigstens 1 Sekunde empfohlen. Die weitere Anpassung von In- und Exspirationszeit erfolgt nach subjektivem Empfin-

Erhöhung des intrathorakalen Volumens	Erhöhung des exspiratorischen Flusses	Mechanisch assistiertes Husten
• Manuelles Überblähen der Lunge durch z.B. Verwendung eines Beatmungsbeutels zum Luftstapeln (*Air Stacking*) • Froschatmung (*glossophayngeal breathing*) • Unter Beatmung durch Verwendung intermittierend höherer Beatmungsdrücke (beispielsweise durch die LIAM-Funktion, Ventilogic LS, Fa. Weinmann)	• Manuell assistiertes Husten (in Kombination mit vorherigem *Air Stacking*)	• Verwendung eines mechanischen Insufflator-Exsufflator (nicht-invasiv und invasiv möglich)

Tab. 5.5: Maßnahmen zur Sekretexpektoration (nach [6]).

den der Patienten und nach ggf. restlicher Hustenkapazität. Ist der Patient noch in der Lage zu husten, so kann die Exspirationszeit kürzer als die Inspirationszeit eingestellt werden. Ist Husten nicht mehr möglich, so ist die Exspirationszeit mindestens der Inspirationszeit gleichzusetzen. Die Anwendungen des MI-E sollten täglich mindestens 3-4 mal (pro Anwendung 4-5 Zyklen) und zusätzlich nach Bedarf erfolgen [6].

Vorsicht ist bei Patienten mit ALS und ausgeprägter Schwäche der Bulbärmuskulatur geboten. Hier kann es durch den Unterdruck bei Anwendung des MI-E exspiratorisch zum Kollaps des Rachenraums und somit fehlender Übertragung des Unterdrucks auf die peripheren Atemwege kommen [34].

In seltenen Fällen besteht hier auch das Risiko der Entwicklung eines Pneumothorax [43].

Grundsätzlich sollte vor jeder Verordnung eine Risiko-Nutzen-Abwägung individuell erfolgen.

Der MI-E sollte bei Patienten mit einem Emphysem wegen der Gefahr eines Pneumothorax grundsätzlich nicht zum Einsatz kommen [6].

5.3. Inhalationstherapie und Beatmung

Die Verabreichung von Wirkstoffen in Form von Aerosolen in die Atemwege ist eine seit Jahren etablierte Therapie bei verschiedenen Erkrankungen wie beispielsweise der COPD, des Asthma bronchiale sowie der zystischen Fibrose. An inhalativen Medikamenten stehen Betasympathomimetika, Anticholinergika, Corticosteroide, Antibiotika sowie mukoaktive Substanzen (physiologische Kochsalzlösung, hypertone Kochsalzlösung, rekombinante humane DNAse) zur Verfügung.

Die Verabreichung erfolgt mittels verschiedener Devices. Hier kommen Dosieraerosole (pMDI – *pressurized Metered Dose Inhaler*), Trockenpulverinhalatoren (DPI – *Dry Powder Inhaler*), *Soft Mist Inhaler* (Respimat) und Verneblersysteme (Düsen-, Ultraschall-, Schwingmembranvernebler) zum Einsatz.

Die treibgasbetriebenen Dosieraerosole revolutionierten die Entwicklung der Inhalationstherapie mit deren Einführung in den 1950er Jahren. Schon damals waren sie im Vergleich zu Verneblern handlich und tragbar. Medikamente konnten so in deutlich kürzerer Zeit appliziert werden.

Eine direkte Deposition der Aerosole in die Atemwege hat den Vorteil eines schnelleren Wirkungseintritts bei gleichzeitig geringerer Dosis im Vergleich zur oralen oder intravenösen Therapie. Nebenwirkungen werden so deutlich reduziert.

Grundvoraussetzung ist die korrekte Anwendung der Devices. Nicht jedes Device ist für jeden Patienten geeignet. Unterschiedliche Eigenschaften der Inhalationssysteme erfordern unterschiedliche Atemmanöver und kognitive und motorische Fähigkeiten der Patienten. Bei korrekter Anwendung sind alle Inhalationsgeräte effektiv und erzielen den gleichen therapeutischen Effekt, wenngleich unterschiedliche Dosierungen erforderlich sein können.

Außer vom Atemmanöver wird die Wirkstoffdeposition auch noch von der Partikelgröße beeinflusst. Die optimale Partikelgröße hängt vom Ort der gewünschten Deposition ab. Partikel mit einer Größe von 5-10 µm verbleiben in den zentralen Atemwegen und es kommt durch Impaktion (Massenträgheit) zu vermehrter oropharyngealer Deposition.

In der Regel erfolgt die Inhalation des Aerosols beim spontanatmenden Patienten. Doch auch in der Beatmungsmedizin bei invasiver oder nichtinvasiver Beatmung werden Aerosole verabreicht. Hier kommen bevorzugt pMDIs mit *Inline Spacer* (Inhalierhilfe) und Vernebler zum Einsatz. Zudem kann auch der *Soft Mist Inhaler* (Respimat) verwendet werden [46, 47].

5.3.1. Inhalation unter NIV

Da die pulmonale Deposition unter nicht-invasiver Beatmung von vielen Faktoren abhängt, ist eine Inhalation unter Spontanatmung vorzuziehen. Ist eine Inhalation unter NIV nicht zu umgehen (z.B. im Notfall bei Patienten mit akut exazerbierter COPD, exzessiver Nutzung der NIV), sind einige Punkte zu beachten [48].

▶ Beatmungsdrücke

Bei Verwendung eines Verneblers beeinflusst ein höheres Druckunterstützungsniveau (*pressure support*) die Aerosoldeposition positiv, dagegen wirken sich höhere PEEP-Werte negativ aus.

▶ Ausatemsystem

Bei Beatmungsgeräten mit gesteuertem Exspirationsventil im Schlauch ist die Effektivität der Inhalation im Vergleich zu offenen Systemen (z.B. Leckagesystem in der Maske) höher. Hier sollten bevorzugt Vernebler eingesetzt werden. Bei Verwendung eines offenen Systems ist über eine Dosiserhöhung der Inhalativa nachzudenken. Zudem scheint hier der Einsatz eines pMDI mit Spacer gegenüber dem Einsatz eines Verneblers im Vorteil.

▶ Ort der Applikation

Die beste Position für den Vernebler bzw. den Spacer ist bei Verwendung eines Schlauchsystems mit gesteuertem Exspirationsventil zwischen Ventil und Maske. Bei Verwendung eines offenen Systems werden Vernebler/Spacer ebenfalls direkt mit der Maske verbunden.

▶ Verwendung pMDI

Die Applikation erfolgt mittels Spacer. Vorher sollte das Device gut geschüttelt werden. Wichtig ist der richtige Auslösezeitpunkt. Dieser sollte zu Beginn der Inspiration sein. Zwischen der Verabreichung mehrerer Hübe sollten jeweils mindestens 15 Sekunden liegen.

▶ Verwendung Vernebler (Düsenvernebler)

Der Vernebler sollte mit etwa 4-6 ml Inhalationslösung befüllt werden. Beim Einbau ist auf eine stabile und aufrechte Position zwischen Schlauch und Maske zu achten. Für eine optimale Verneblung sollte ein Gasfluss (vorzugsweise Druckluft) von ca. 6-8 l/min eingestellt werden.

▶ Position des Patienten

Wenn möglich in sitzender Position inhalieren.

5.3.2. Inhalation unter invasiver Beatmung

Ein suffizienter Aerosoltransport in die unteren Atemwege wird auch bei der invasiven Beatmung durch zahlreiche Faktoren beeinflusst. Ist der tracheotomierte Patient in der Lage ausreichend spontan zu atmen, so kann direkt über die Trachealkanüle mittels Vernebler, pMDI mit Spacer oder Respimat inhaliert werden. Ist dies nicht möglich, so sollte die Inhalation unter Berücksichtigung folgender Faktoren während der Beatmung durchgeführt werden [49].

▶ Beatmungsparameter

Atemhubvolumen >500 ml; niedriger inspiratorischer Flow von ca. 30-50 l/min; verlängerte Inspirationszeit (*Cave:* evtl. Zunahme des iPEEP bei Patienten mit COPD)

▶ Ort der Applikation

Position von Spacer/Vernebler in einem Abstand von ca. 15 cm zu Tubus/Kanüle.

▶ Filter

Der HME-Filter sollte vor Inhalation entfernt werden.

▶ Warmluftbefeuchter

Bei der Verwendung eines Warmluftbefeuchters ist zu beachten, dass sich die Lungendeposition der Aerosole verringert. Empfohlen wird in diesem Fall die Verdoppelung der Dosis (Empfehlung der *American Association for Respiratory Care*).

▶ Position des Patienten

Wenn möglich in sitzender Position inhalieren.

▶ Absaugen

Vor Beginn der Inhalation sollte der Patient endotracheal abgesaugt werden.

▶ Verwendung pMDI

Wie bei Verwendung unter nicht-invasiver Beatmung so ist auch unter invasiver Beatmung der richtige Auslösezeitpunkt entscheidend. Dieser sollte zu Beginn der Inspiration sein. Vorher das Device gut schütteln. Ein weiterer Hub kann nach ca. 15 Sekunden verabreicht werden.

▶ Verwendung Vernebler (Düsenvernebler)

Befüllung mit ca. 4-6 ml Inhalationslösung. Der Gasfluss sollte 6-8 l/min betragen (bei einer externen Quelle).

5.4. Literatur

1. Haidl P et al. Leitlinie zur Langzeit-Sauerstofftherapie. Pneumologie 2020;74:813-841.

2. Celli BR, MacNee W, ATS/ERS Task Force. Standards forthediagnosis and treatmentofpatientswith COPD: a summary of the ATS/ERS position paper. Eur Respir J 2004;23:932-946.

3. Nocturnal Oxygen Therapy Trail Group. Continuous or nocturnal oxygen therapy in hypoxemic chronic obstructive lung disease: a clinical trial. Ann Intern Med 1980;93:391-398.

4. Report ofthe Medical Research Council Working Party. Long term domiciliary oxygen therapy in chronic hypoxic cor pulmonale complicating chronic bronchitis and emphysema. Lancet 1981;1:681-686.

5. Stoller JK, Panos RJ, Krachman S et al. Oxygen therapy for patients with COPD: current evidence and long-term oxygen treatment trial. Chest 2010;138:179-187.

6. Windisch W, Dreher M, Geiseler J et al. Guidelines for non-invasive and invasive home mechanical ventilation for treatment of chronic respiratory failure - Update 2017. Pneumologie 2017;71:722-795.

7. Katsenos S, Constantopoulos SH. Long-term oxygen therapy in COPD: factors affecting and ways of improving patient compliance. Pulm Med 2011;2011:325-362.

8. Katsenos S, Charisis A, Daskalopoulos G. Long-term oxygen therapy in chronic obstructive pulmonary disease: the use of concentrators and liquid oxygen systems in north-western Greece. Respiration 2006;73:777-782.

9. McCoy RW. Options forhomeoxygentherapyequipment: storage and meteringofoxygen in thehome. Respir Care 2013; 58: 65-85.

10. Gould GA, Scott W, Hayhurst MD et al. Technical and clinical assessment of oxygen concentrators. Thorax 1985;40:811-816.

11. Aguiar C, Davidson J, Carvalho AK et al. Tubing length for long-term oxygen therapy. Respir Care 2015; 60:179-182.

12. Magnet FS, Store JH, Windisch W. Home oxygen therapy: evidence versus reality. Expert Rev Respir Med 2017;11:425-441.

13. Hardinge M, Annandale J, Bourne S et al. British Thoracic Society guidelines for home oxygen use in adult. Thorax 2015;70:i1-43.

14. www.sauerstoffliga.de

15. Melani AS, Sestini P, Rottoli P. Home oxygen therapy: re-thinking the role of devices. Expert Rev Clin Pharmacol 2018;11:279-289.

16. Riemann D, Baum E, Cohrs S et al. S-3 Leitlinie Nicht erholsamer Schlaf/Schlafstörung. Somnologie 2017;21: 2-44.

17. Storre JH, Huttmann SE, Ekkernkamp E et al. Oxygen supplementation in noninvasive home mechanical ventilation: the crucial roles of CO_2 exhalation systems and leakages. Respir Care 2014;59:113-120.

18. Padkin AJ, Kinnear WJ. Supplemental oxygen and nasal intermittent positive pressure ventilation. Eur Respir J 1996;9:834-836.

19. Thys F, Liistro G, Dozin O et al. Determinants of FiO_2 with oxygen supplementation during noninvasive two-level positive pressure ventilation. Eur Respir J 2002;19: 653-657.

20. Schwartz AR, Kacmarek RM, Hess DR. Factors affecting oxygen delivery with bi-level positive airway pressure. Respir Care 2004;49:270-275.

21. Miyoshi E, Fujino Y, Uchiyama A et al. Effectsof gas leak on triggering function, humidification and inspiratory oxygen fraction during noninvasive positive airway-pressure ventilation. Chest 2005;128:3691-3698.

22. Samolski D, Anton A, Güell R et al. Inspired oxygen-fraction achieved with a portable ventilator: determinant factors. Respir Med 2006;100:1608-1613.

23. Lobato SD, Rodriguez EP, Alises SM. Portable pulse-dose oxygen concentrators should not be used with non-invasive ventilation. Respir Care 2011;56:1950-1952.

24. Roberts CM, Bell J, Wedzicha JA. Comparison of the efficacy of a demand oxygen delivery system with continuous low flow oxygen in subjects with stable COPD and severe oxygen desaturation on walking. Thorax 1996;51: 831-834.

25. Marti S, Pajares V, Morante F et al. Are oxygen-conserving devices effective for correcting exercise hypoxemia? Respir Care 2013;58:1606-1613.

26. Chatburn RL, Lewarski JS, McCoy RW. Nocturnal oxygenation using a pulsed-dose oxygen-conserving device compared to continuous flow. Respir Care 2006;51: 252-256.

27. O'Driscoll BR, Howard LS, Davison AG. BTS guidelines for emergency oxygen use in adult patients. Thorax 2008;63:vi1-68.

28. Lee GJ, Oh YM, Oh SK et al. Synchronization of oxygen delivery with breathing pattern for enhanced comfort: a bench study. Respir Care 2013;58:498-506.

29. Palwai A, Skowronski M, Corinna A et al. Critical comparisons of the clinical performances of oxygen-conserving devices. Am J Respir Crit Care Med 2010; 181:1061-1071.

30. Tanash HA, Huss F, Ekström M. The risk of burn injury during long-term oxygen therapy: a 17-year longitudinal national study in Sweden. Int J Chron Obstruct Pulmon Dis 2015; 10: 2479-2484.

31. Andreas S, Batra A, Behr J et al. Smoking cessation in patients with COPD. Pneumologie 2014;68:237-258.

32. Oczenski, Wolfgang/ Andel, Harald/ Werba, Alois (Hrsg.): Atmen - Atemhilfen 2006; 7. Auflage, Georg Thieme Verlag.

33. Esche B, Geiseler J , Karg O (Hrsg.): Pneumologie. Lehrbuch für Atmungstherapeuten 2016, verlegt durch die Deutsche Gesellschaft für Pneumologie und Beatmungsmedizin

34. Geiseler J, Karg O. Sekretmanagnement bei neuromuskulären Erkrankungen. Pneumologie 2008;62; Supplement 1, S43-S48.

35. Evans JN, Jaeger MJ. Mechanical aspects of coughing. Pneumologie 1975;52:253-257.

36. Bach JR, Saporito LR. Criteria for extubation and tracheostomy tube removal for patients with respiratory failure: a different approach to weaning. Chest 1996;110: 1566-1571.

37. Bach JR, Biachi C, Aufiero E. Oximetry and indications for tracheostomy for amyotrophic lateral sclerosis. Chest 2004;126:1502-1507.

38. Bach JR, Ishikawa Y, Kim H. Prevention of pulmonary morbidity in patients with Duchenne muscular dystrophy. Chest 1997;112:1024-1028.

39. Bach J. 2004. The Oximetry Feedback Respiratory Aid Protocol. In: Bach JR. Management of patients with neuromuscular disease. Philadelphia: Hanley & Belfus, 2004:278-279.

40. Schwabbauer N, Riessen R. Sekretmanagement in der Beatmungsmedizin. UNI-MED Verlag Bremen 2010.

41. Brückner U. Oszillierende Physiotherapie zur Sekretolyse. Pneumologie 2008;62; Supplement 1, S31-S34.

42. Sancho J, Servera E, Diaz J et al. Predictors of ineffective cough during a chest infection in patients with stable amyotrophic lateral sclerosis. Am Respir Crit Care Med 2007;175:1266-1271.

43. McDonald LA, Berlowitz DJ, Howard ME, Rautela L, Chao C, Sheers N. Pneumothorax in neuromuscular disease associated with lung volume recruitment and mechanical insufflation-exsufflation. Respirol Case Rep 2019;7(6).

44. Bach JR, Bianchi C, Vidigal-Lopes M, Turi S, Felisari G. Lung inflation by glossopharyngeal breathing and "air stacking" in Duchenne muscular dystrophy. Am J Phys Med Rehabil 2007;86(4):295-300.

45. Gomez-Merino E, Bach JR. Duchenne muscular dystrophy: prolongation of life by noninvasive ventilation and mechanically assisted coughing. Am J Phys Med Rehabil 2002;81(6):411-5.

46. Stein SW, Thiel CG. The history of therapeutic aerosols: A chronological review. J Aerosol Med Pulm Drug Deliv 2017;30(1):20-41.

47. Laube BL, Janssens HM, de Jongh FH, Devadason SG, Dhand R, Diot P, Everard ML, Horvath I, Navalesi P, Voshaar T, Chrystyn H; European Respiratory Society; International Society for Aerosols in Medicine. What the pulmonary specialist should know about the new inhalation therapies. Eur Respir J 2011;37(6):1308-31.

48. Hess DR. Aerosol therapy during noninvasive ventilation or high-flow nasal cannula. Respir Care 2015; 60(6):880-91.

49. Dhand R. How should aerosols be delivered during invasive mechanical ventilation? Respir Care 2017; 62(10):1343-1367.

6. Pädiatrische Beatmungsindikationen und Transition

In den vergangenen Jahren hat die Zahl außerklinisch beatmeter Kinder und Jugendlicher kontinuierlich zugenommen. Noch vor ca. 10 Jahren war die außerklinische Beatmung in erster Linie eine Therapie für Kinder mit neuromuskulären Erkrankungen (NME) und progredienter Atemmuskelschwäche. Verbesserte intensivmedizinische Therapien und Möglichkeiten zur ambulanten Versorgung von Kindern mit außerklinischer Beatmung haben das Spektrum von zugrundeliegenden Diagnosen stark gewandelt, so dass an den großen Zentren neben Kindern und Jugendlichen mit NME zunehmend auch Kinder mit primär kardialen, kraniofazialen oder traumatischen Erkrankungen als Ursache einer chronisch ventilatorischen Insuffizienz auf eine außerklinische Beatmungstherapie eingestellt werden [1]. Häufig liegen neben der chronischen Atmungsinsuffizienz komplexe Störungen weiterer Organsysteme zugrunde, so dass ein umfassendes Betreuungskonzept notwendig ist, welches in den meisten Fällen die Behandlung in einem spezialisierten multidisziplinären Team (z.B. Neuropädiatrie, pädiatrische Gastroenterologie, Orthopädie, HNO, SAPPV, Physiotherapie, Logopädie, ambulanter Kinder-Intensivpflegedienst, etc.) notwendig macht. Nach Einleitung einer außerklinischen Beatmungstherapie sollten alle Kinder an ein Zentrum zur außerklinischen Beatmung im Kindesalter angebunden werden, damit eine kontinuierliche ambulante und stationäre Betreuung mit Antizipation von medizinischen Problemen gewährleistet ist. Solche Zentren werden ganz überwiegend von pädiatrischen Pneumologen oder pädiatrischen Intensivmedizinern geleitet. Optimalerweise gehören zu einem Team für die langfristige Betreuung von Kindern mit außerklinischer Beatmung neben Ärzten auch Pflegekräfte, die eine entsprechende Weiterbildung (z.B. außerklinische Beatmungspflege) durchlaufen haben, oder Atmungstherapeuten. Besonderes Augenmerk muss auf die enge Verzahnung von ambulanter und stationärer Diagnostik und Therapie geworfen werden. Die Entlassung aus dem stationären Umfeld in ein ambulantes Setting nach Etablierung einer außerklinischen Beatmungstherapie muss im Rahmen eines strukturierten Entlassmanagements mit strukturierter Schulung von Eltern und allen weiteren in die Versorgung des individuellen Kindes involvierten Personen erfolgen. Nach einer solchen Schulung müssen die Teilnehmer in der Lage sein, eine Beatmungstherapie selbstständig anzuschließen, zu überwachen, Komplikationen zu erkennen und einfache Notfallsituationen zu beherrschen. Die kontinuierliche Betreuung muss das Ziel haben, eine größtmögliche Lebensqualität mit adäquater Teilhabe am sozialen Leben der betroffenen Kinder und ihrer Familien zu erhalten.

Die außerklinische Beatmung von Kindern ist – verglichen mit Erwachsenen – mit einigen Besonderheiten verbunden. Einer fehlenden oder eingeschränkten Kooperations- und Kommunikationsfähigkeit von jungen oder geistig behinderten Kindern muss mit besonders sorgfältiger Krankenbeobachtung, Diagnostik und Therapie begegnet werden.

6.1. Indikationen zur Beatmung bei Kindern

Pädiatrische Erkrankungen, die zu chronisch respiratorischer Insuffizienz und Notwendigkeit einer Beatmungstherapie führen, können wie folgt eingeteilt werden: muskuloskelettale thorakale Restriktion, Obstruktion der oberen Atemwege mit unzureichender CPAP-Therapie, primäre Lungenparenchymerkrankungen mit muskulärer Insuffizienz, zentrale Atmungsregulationsstörungen (☞ Tab. 6.1).

Muskuloskelettale thorakale Restriktion
• Neuromuskuläre Erkrankungen • Idiopathische thorakale Skoliose • Thoraxdysplasie • Querschnittssyndrome
Schwere Obstruktion der (oberen) Atemwege
• Obesitas-Hypoventilation • Komplexe OSA • Kraniofaziale Fehlbildungen • Angeborene Fehlbildungen der Atemwege (Trachealstenosen, Tracheomalazie) • Erworbene Atemwegsstenosen (z.B. Intubationstraumata)
Primäre Lungenparenchymerkrankungen mit muskulärer Insuffizienz
• Mukoviszidose • Bronchopulmonale Dysplasie • Primäre Lungenerkrankungen (Surfactantproteindefekte, etc.) • Sekundäre Lungenerkrankungen (Bronchiolitis obliterans, Z.n. ARDS, etc.)
Zentrale Atmungsregulationsstörungen
• Kongenitales zentrales Hypoventilationssyndrom (CCHS, Undine-Syndrom) • Schwere primäre zentrale Schlafapnoe (wie Rett-, Joubert-, Pitt-Hopkins-Syndrom etc.) • Primäre Hirnfehlbildung (Arnold-Chiari-Malformation, Dandy-Walker-Malformation) • Erworbene zentrale Hypoventilationssyndrome (Trauma, Hirntumor, etc.)

Tab. 6.1: Pädiatrische Erkrankungen mit chronisch respiratorischer Insuffizienz.

Grundsätzlich orientiert sich die Indikation zur Einstellung auf eine Beatmungstherapie weniger an der Grunderkrankung als an der respiratorischen Funktion im infektfreien Intervall. Auch bei Kindern wird eine respiratorische Insuffizienz regelmäßig im Schlaf bei reduziertem Atemantrieb demaskiert. Klassischerweise wird daher die Indikation zur Beatmungstherapie anhand einer schlafmedizinischen Untersuchung gestellt, die die Hypoventilation diagnostiziert. Als Goldstandard gilt hier die komplette Polysomonographie (PSG) mit kontinuierlicher transkutaner Messung des Kohlendioxids ($TcCO_2$), die im stabilen (infektfreien) Zustand abgeleitet wird. Aufgrund von eingeschränkten PSG-Kapazitäten können auch Polygraphien eingesetzt werden, mit denen die Atmung im Schlaf ohne Scoring der Schlafstadien beurteilt wird. Eine einheitliche Definition der Hypoventilation, welche eine Indikation zur Beatmungstherapie darstellt, fehlt. Meist wird ein $TcCO_2$ >50 mmHg über mehr als 2 % der Gesamtschlafzeit oder länger als 5 Minuten als Grenze definiert (☞ Tab. 6.2) [2]. Neben reinen schlafmedizinischen Kriterien werden auch Lungenfunktionsparameter (Vitalkapazität), echokardiographische Parameter (pulmonale Hypertonie) und allgemeine Parameter wie die Frequenz von Lungenentzündungen oder die Gewichtsentwicklung in die Indikationsstellung einbezogen. Die Indikation zur Einleitung einer außerklinischen Beatmungstherapie kann nicht nur im Rahmen von elektiven Schlaflaboruntersuchungen im infektfreien Intervall gestellt werden, sondern auch im Rahmen von Exazerbationen einer respiratorischen Erkrankung. Diese Exazerbationen sind häufig eine Kombination aus neuromuskulärem Atmungsversagen, Lungenentzündung und unzureichendem Sekretmanagement. Wenn eine Beatmungstherapie im Rahmen einer Exazerbation begonnen wird, kann diese bei *Weaning*-Versagen als außerklinische Beatmungstherapie fortgeführt werden, ohne dass eine schlafmedizinische Untersuchung zur Bestätigung der Indikation notwendig ist.

• Minimale SpO_2 <90 % • Maximales $TcCO_2$ >50 mmHg • Zeit mit SpO_2 <90 % ≥2 % der Aufzeichnungszeit • Zeit mit $TcCO_2$ >50 mmHg ≥2 % der Aufzeichnungszeit • Entsättigungsindex >1,4/h • AHI >10/h

Tab. 6.2: Kriterien zur Initiierung einer Beatmungstherapie.

Tagesprädiktoren für die Vorhersage von relevanten schlafbezogenen Atmungsstörungen bei Kindern mit NME sind die Vitalkapazität und die Atemmuskelfunktion, deren Bestimmung eine aktive Mitarbeit benötigt. Ein weiterer im klinischen Alltag sehr sinnvoller und einfacher Prädiktor für eine relevante Hypoventilation im Schlaf ist das im Wach gemessene Bikarbonat, welches als metabolischer Kompensationsmechanismus langsamer als die Atmung (das pCO_2) reagiert und daher bei signifikanter nächtlicher Hypoventilation auch am Tag noch erhöht ist [3].

Gerade in der Gruppe der Kinder mit NME sind in den letzten Jahren einige Medikamente (*orphan drugs*) zur Therapie der Muskelschwäche und damit auch der Atemmuskelschwäche zugelassen worden, die das Überleben von Patienten verbessern (z.B. Nusinersen, Onasemnogene bei spinaler Muskelatrophie (SMA) oder Ataluren bei einigen Patienten mit Muskeldystrophie Duchenne (DMD)). Neben einer Reduktion von pulmonalen Exazerbationen können solche Therapien die Atemmechanik verbessern und so ggf. den Verlauf des neuromuskulären Atmungsversagens beeinflussen. Ob in Zukunft ein systematisches Weaning von einer Beatmungstherapie möglich sein wird, ist zum jetzigen Zeitpunkt unklar.

6.2. Besonderheiten pädiatrischer Patienten

Bei gesicherter Indikation führt eine Beatmungstherapie regelhaft auch zu einem subjektiven Benefit, so dass eine Beatmungstherapie auch bei kleinen Kindern gut durchführbar ist. Kinder sind aber keine kleinen Erwachsenen. Daher müssen auch bei der Versorgung von Kindern mit außerklinischer Beatmung einige grundlegende Aspekte beachtet werden:

- Kinder haben, bezogen auf ihr Körpergewicht, einen relativ hohen Grundumsatz und ein hohes Atemminutenvolumen
- der Atmungsbedarf von Kindern ändert sich häufig und kann insbesondere im Rahmen von Atemwegsinfekten stark ansteigen
- atemmuskelschwache Kinder können kommerziell verfügbare und zugelassene Beatmungsgeräte teilweise nicht selbstständig triggern
- industriell gefertigte Beatmungsmasken (mit nicht ganz opimaler Passform) benötigen oft einen hohen Anpressdruck, was die Gefahr der Entwicklung einer Mittelgesichtshypoplasie erhöht
- Kinder, insbesondere mit Muskelerkrankungen, können sich einen nicht-invasiven Beatmungszugang im Notfall häufig nicht selbstständig abnehmen.

Aus diesen Besonderheiten lassen sich Anforderungen an die Beatmungsgeräte und den Beatmungszugang (z.B. Beatmungsmasken) für Kinder ableiten. Das Beatmungsgerät muss über einen ausreichend sensiblen Trigger verfügen, damit sich die assistierte Beatmung dem wechselnden Beatmungsbedarf anpassen kann. Eine druckkontrollierte Beatmung kann sich einem wechselnden Atmungsmuster besser anpassen als eine volumenkontrollierte Beatmung. Zusätzlich kann die druckkontrollierte Beatmung Leckagen ausgleichen, so dass die druckkontrollierte Beatmung meist bevorzugt wird. Grundsätzlich sind die initialen Beatmungsdrücke – insbesondere bei primär lungengesunden Kindern mit NME (als Modellerkrankung für die chronische Atmungsinsuffizienz) – immer recht ähnlich und können mit einem moderaten inspiratorischen Druck (IPAP) um 12 mbar und einem exspiratorischen Druck (EPAP) von 4 mbar gestartet werden. Die inspiratorischen Drücke werden unter Zuhilfenahme einer Schlaflaboruntersuchung so titriert, dass die schlafbezogene Atmungsstörung möglichst komplett unterdrückt wird. Ein optimaler EPAP-Druck ist bis heute nicht in klinischen Studien definiert worden. Bei Obstruktion der oberen Atemwege als Teil der schlafbezogenen Atmungsstörung können aber deutlich höhere EPAP-Drücke als der meist gewählte Initialdruck von 4 mbar notwendig werden. Insbesondere bei Kindern mit NME wird die Beatmung mit fixer Hintergrundfrequenz appliziert, um die Atmungsarbeit durch das Triggern zu reduzieren. Auch bei zentraler Atmungsregulationsstörung ist es meist sinnvoll, die Beatmung mit einer fixen Hintergrundfrequenz zu applizieren. Die Hintergrundfrequenz wird üblicherweise ca. 3 Atemzüge geringer als die Atemfrequenz in der diagnostischen Schlafuntersuchung gewählt. Häufig kann im Verlauf trotz signifikanter thorakaler Restriktion insbesondere die Hintergrundfrequenz reduziert werden [4]. Einige Gedanken zu Therapiestrategien bei den in Tab. 6.2 dargestellten Erkrankungsgruppen sind in Tab. 6.3 skizziert.

Erkrankungsgruppe	Was ist zu bedenken?	Was ist folgt daraus?
Muskuloskelettale thorakale Restriktion	• Hypoventilation ist Folge von thorakaler Restriktion im Rahmen von Atemmuskelschwäche • Thorakale Restriktion häufig durch Skoliose verkompliziert • Wenn Indikation zur Beatmungstherapie, dann auch **immer** Indikation zu Sekretmanagement	• Beatmungstherapie meist einfach zu installieren • "Standardbeatmung"
Schwere Obstruktion der (oberen) Atemwege	• "Wenn komplexe OSA" häufig sehr hohe EPAP/PEEP-Drücke notwendig • Teilweise nicht-invasiv kaum zu überbrücken	• Nicht an EPAP/PEEP-Drücken sparen
Primäre Lungenparenchymerkrankungen mit muskulärer Insuffizienz	• Aufgrund von schlechter Compliance der Lunge ggf. höhere Beatmungsdrücke notwendig • Ggf. zusätzliche Sauerstoffgabe notwendig	• Zu Beginn NIV komplett getriggert ohne Hintergrundfrequenz
Bei primär obstruktiven Lungenerkrankungen *(small airway disease)* wie CF, BO	• PEEP kann fixierte Obstruktion nicht überwinden, intrinsic PEEP kann nicht ausgeglichen werden • Aktive Ausatmung führt zu Gefühl der Ausatmung gegen einen Widerstand	• PEEP insbesondere zu Beginn einer NIV eher niedrig wählen • Ggf. gewisse Hypoventilation unter NIV tolerieren – keine BGA-Kosmetik
Zentrale Atmungsregulationsstörungen	• Können sehr komplex sein mit Affektion von Chemosensor und/oder Rhythmusgeber • Beatmungstherapie kann schwierig sein (geringe Hyperventilation führt ggf. zu Apnoe) • CCHS benötigt teilweise hohe Beatmungsdrücke (teilweise nicht-invasiv nicht zu behandeln)	• Alternative Therapieoptionen (*Low Flow*-Sauerstoff, Koffein, Acetazolamid) beachten/erwägen

Tab. 6.3: Beatmungstherapie bei verschiedenen pädiatrischen Erkrankungsgruppen.

6.3. Besonderheiten der außerklinischen nicht-invasiven Beatmung bei pädiatrischen Patienten

Eine nicht-invasive Beatmung (*Non-Invasive Ventilation,* NIV) ist auch im Kindesalter meist gut durchführbar. Die Versorgung mit einer industriellen Beatmungsmaske kann bei kleinen Kindern schwierig sein, so dass teilweise individuelle Masken angefertigt werden müssen und häufig aufgrund des Wachstums Neuanpassungen notwendig werden. Als Beatmungszugang wird ganz überwiegend eine Nasenmaske genutzt, selten resultieren Mundleckagen. Bei relevanter Mundleckage kann diese ab dem Schulkindalter mit einem Kinnband reduziert werden. Oronasale Masken reduzieren natürlich die Mundleckage, bergen aber ein Risiko für Aspirationsereignisse, v.a. bei Kindern mit eingeschränkter Mobilität der Arme oder mit einer Schluckstörung. Eine gut sitzende Beatmungsmaske ist der entscheidende Faktor für den Erfolg einer außerklinischen NIV. Insgesamt sind Probleme mit der Beatmungsmaske, wie Druckstellen oder Leckage, der häufigste Grund für eine fehlende Therapieadhärenz bzw. ein Therapieversagen. Seit einigen Jahren ist eine Reihe von guten industriellen Masken auch für das Kindesalter verfügbar. Trotzdem kann es weiterhin insbesondere bei Gesichtsdeformitäten notwendig sein, individuell angefertigte Masken zu verordnen. Bei frühem Beatmungsbeginn, langen Beatmungszeiten und hohen Beatmungsdrücken (die einen hohen Maskenanpressdruck notwendig machen) hat die NIV ein relevantes Risiko für die Entwicklung einer Mittelgesichtshypoplasie. Die Mittelgesichtshypoplasie ist eher ein kosmetisches als ein echtes funktionelles Problem. Zur Vermeidung sollten insbesondere bei hohen Beatmungsdrücken die Masken (und damit die Druckpunkte) gewechselt werden.

Die Auswahl des richtigen Beatmungsgeräts richtet sich vor allem nach den Charakteristika des Kindes wie Gewicht, Grunderkrankung und der Möglichkeit, das Beatmungsgerät zu triggern. Alle Geräte für die außerklinische Beatmung bieten ähnliche Möglichkeiten. Wenn eine variable Inspirationszeit ermöglicht werden soll, dann ist die Funktion des Exspirationstriggers kritisch zu überprüfen, da sich aufgrund von hoher thorakaler Dehnbarkeit die tatsächlichen Inspirationszeiten meist an der voreingestellten minimalen Inspirationszeit orientieren. Daher kann es sinnvoll sein, insbesondere kleine Kinder mit fixer Inspirationszeit zu beatmen. Wenn sich die Hypoventilation in Abhängigkeit vom Schlafstadium (z.B. bei einer Schwäche des Zwerchfells) ändert, ist häufig die Applikation eines Minimalvolumens sinnvoll, was nicht von allen außerklinischen Beatmungsgeräten geleistet werden kann. Alle Beatmungsgeräte haben definierte Gewichts- oder Tidalvolumengrenzen, ab denen sie für die Beatmung zugelassen sind, die beachtet werden sollten. Grundsätzlich müssen alle Kinder mit einer hohen Beatmungsabhängigkeit (definiert als Beatmung >16/24 Stunden) ein zweites Backup-Beatmungsgerät haben. Der Einsatz von aktiver Befeuchtung wird häufig als angenehm empfunden und kann Sekretprobleme reduzieren. Nach Beginn einer außerklinischen Beatmung sollte im Kindesalter eine erste stationäre Verlaufskontrolle nach 3-6 Monaten erfolgen. Die weiteren Kontrolluntersuchungen sind dann abhängig vom Alter der Kinder und der Invasivität der NIV. Bei unproblematischer NIV können die Intervalle im Verlauf häufig auf eine Kontrolle alle 6-12 Monate gestreckt werden.

Der Benefit von außerklinischer NIV im Kindesalter ist nicht in randomisierten klinischen Studien untersucht worden, da die Unterlassung einer NIV bei gegebener klinischer Indikation in einer Plazebogruppe ethisch nicht zu vertreten ist. Die NIV verbessert aber in Studien mit historischen Kontrollgruppen oder im *Crossover*-Design nicht nur den Gasaustausch im Schlaf, sondern auch die Mortalität (bei SMA Typ I und Duchenne-Muskeldystrophie) und die Morbidität (Hospitalisierungen). Zusätzlich findet sich eine Verbesserung von subjektiven Parametern, wie Tagessymptomen einer zugrundeliegenden schlafbezogenen Atmungsstörung (Tagesmüdigkeit, Verhaltensauffälligkeiten, motorische Leistungsfähigkeit, Appetitlosigkeit) und der Lebensqualität.

Ein *Weaning* von einer NIV im Kindesalter wird bei bis zu 40 % der Kinder erreicht. Kinder mit NME können seltener von einer NIV geweant werden, als Kinder mit anderen Indikationen. Ein Weaning wird häufig durch eine spontane Besserung der respiratorischen Funktion durch physiologisches Wachstum möglich, aber auch durch gezielte Interventionen, wie kieferorthopädische oder neurochirurgische Therapie.

Bei Versagen einer NIV im Kindesalter stehen als therapeutische Optionen ein Versuch mit ambulanter *High Flow Nasal Canula* (HFNC)-Therapie oder die Tracheotomie zur Verfügung. HFNC ist ein modernes Verfahren, das neben der Applikation eines geringen PEEP auch die Atmungsarbeit reduziert. Aufgrund der geringeren Invasivität wird heute häufig zunächst ein HFNC-Versuch unternommen, auch wenn systematische Daten zur außerklinischen Anwendung fehlen.

6.4. Besonderheiten der außerklinischen invasiven Beatmung bei pädiatrischen Patienten

Sollte ein nicht-invasiver Beatmungsansatz im Verlauf nicht (mehr) ausreichend sein oder primär eine schwere nicht-invasiv unbeherrschbare respiratorische Insuffizienz bestehen, ist eine invasive Beatmung notwendig. Die invasive Beatmung kann außerklinisch nur über eine Trachealkanüle (TK) appliziert werden. Die Versorgung von Kindern mit TK und invasiver Beatmung ist ungleich aufwendiger, als die Versorgung von Patienten mit nicht-invasiver Beatmung. Leider fehlen für diesen kontinuierlich wachsenenden Bereich der pädiatrischen Pneumologie kontrollierte Studien. Eine auf Expertenmeinung basierende ATS-Guideline *"Pediatric Chronic Home Invasive Ventilation"* [5] kann als aktuelle Richtlinie gelten.

Für die Versorgung von invasiv beatmeten Kindern muss im ambulanten Setting eine umfangreiche Infrastruktur aufgebaut werden. Häufig ist die Versorgung von den Eltern alleine nicht zu leisten, so dass zumindest zeitweise Unterstützung durch einen Kinder-Intensivpflegedienst notwendig wird. Alle an der Versorgung eines invasiv außerklinisch beatmeten Kindes Beteiligten müssen in der Routineversorgung und dem Management von Notfallsituationen geschult werden. Ein umfassendes Entlassmanagement ist die Basis für eine komplikationsarme Versorgung im ambulanten Setting. Zur Versorgung muss ein Zimmer mit entsprechendem Pflegebett zur Verfügung stehen. Die minimale technische Ausstattung für außerklinisch beatmete Kinder umfasst:

- Zweites Beatmungsgerät
- Beatmungsbeutel
- Mobiles Absauggerät
- Aktive Befeuchtung
- Sauerstoff für die Notfallversorgung
- Inhalationsgerät
- Pulsoxymeter
- Insbesondere bei Patienten mit NME ist ein mechanischer Insufflator/Exsufflator (M-IE) für das Sekretmanagement sinnvoll

Alle tracheotomierten Kinder benötigen zusätzlich eine Notfallausrüstung, die folgendes Zubehör beinhalten sollte:

- Ersatz-TK der gleichen Größe
- TK, die eine halbe Größe kleiner ist
- Gleitmittel
- Tracheostomakompressen
- Beatmungsbeutel
- Absauggerät

Alle Kinder mit invasiver außerklinischer Beatmung sollten an ein Zentrum angebunden werden, das eine kontinuierliche Betreuung gewährleistet und als Ansprechpartner bei jeglichen medizinischen Problemen und Notfällen fungiert.

In der Regel werden im Kindesalter ungeblockte TK verwendet. Der Einsatz von TK mit Cuff führt häufig zu sekundären Tracheomalazien, Verletzungen der Trachealschleimhaut durch scharfe Kanten und schützt nicht zuverlässig vor (Mikro-) Aspirationen. Nur selten wird in schwierigen Beatmungssituationen (insbesondere bei großen Leckagen) der Einsatz einer TK mit Cuff erforderlich. In solchen Situationen empfiehlt es sich auf die TK mit TTS (*Tight to Shaft*)-Cuff zurückzugreifen, die mit destilliertem Wasser geblockt werden und im entblockten Zustand keine Kanten bilden. Wenn die Beatmung nur mit geblockter TK zuverlässig durchzuführen ist, sollte geprüft werden, ob die TK nicht zeitweise z.B. im Wachzustand entblockt werden kann, so dass der Kehlkopf belüftet und Sprachproduktion möglich wird.

Die Gefahr einer Verlegung der TK mit Sekret steigt mit abnehmendem Innendurchmesser der Kanülen. Der hohe Atemwegswiderstand dieser Kanülen steigt schon bei geringfügigen Verunreinigungen exponentiell an (Hagen-Poiseuille-Gesetz), so dass lebensbedrohliche Komplikationen auftreten können. Wenn die Atmung über eine TK erfolgt, kann die Luft nicht über die oberen Atemwege angefeuchtet werden. Aufgrund der relativ hohen Atemfrequenz von Kindern ist der Flüssigkeitsverlust über die Atemwege groß. Daher muss auf eine ausreichende passive und/oder aktive Anfeuchtung der Atemluft geachtet werden. Hier kann zum Beispiel während des Nachtschlafes eine aktive Befeuchtung und am Tage eine passive Befeuchtung über HME-Filter verwendet werden.

Voraussetzung für die Sprachentwicklung ist eine Belüftung des Kehlkopfes. Bei Säuglingen und Kleinkindern sollte die Größe der TK so gewählt werden, dass stets eine ausreichende Leckage über die oberen Atemwege gewährleistet ist, damit die Kinder bei einliegender TK lautieren können. Bei intermittierender Spontanatmung kann die Kehlkopfbelüftung durch Einsatz eines Sprechventils gewährleistet werden. Das Sprechventil erlaubt die Einatmung über die TK, in der Ausatmung blockiert das Ventil, so dass die Exspirationsluft über die oberen Atemwege entweichen muss. Neben der Sprache unterstützt die resultierende Kehlkopfbelüftung reflektorisch den Schluckakt und verbessert das Sekretmanagement, da Mikroaspirationen verringert werden. Beim Einsatz von Sprechventilen besteht allerdings einerseits die Gefahr der (Sekret-)Verlegung des Sprechventils mit behinderter Inspiration und andererseits die Gefahr einer Blockade der Leckage über die oberen Atemwege mit der Folge der dynamischen Überblähung, so dass der Einsatz zu Beginn nur unter Aufsicht erfolgen darf.

Im Kindesalter treten Notfälle, die mit TK assoziiert sind, häufiger als im Erwachsenenalter auf und werden mit einer Häufigkeit von bis zu 70 % angegeben. Daher sollte jede Kinderklinik einen Notfallplan zum Umgang mit Trachealkanülennotfällen erarbeiten – ein umfassender Managementplan ist in einer nordamerikanischen Handlungsempfehlung publiziert [6].

Insbesondere wenn eine Tracheotomie im Säuglingsalter erfolgte, sind im Verlauf häufig eine Dekanülierung und ein Weaning von der invasiven Beatmung im Kleinkindalter möglich. Kinder mit primär pneumologischen Indikationen oder Obstruktion der oberen Atemwege haben eine höhere Wahrscheinlichkeit dekanuliert zu werden, als Kinder mit primär NME als Indikation für die Tracheotomie. Klinische Voraussetzungen für einen Dekanülierungsversuch sind:

- initiale Indikation zur Tracheotomie ist nicht mehr gegeben
- keine höhergradigen neurologischen oder kardialen Begleiterkrankungen
- adäquater Hustenstoß
- Beatmungstherapie ist über mehrere Monate nicht mehr notwendig – bei guter Sauerstoffsättigung und ohne Dyspnoe (dokumentiert mit einer Poly(somno)graphie)
- offener oberer Atemweg
- mehrere Tage Atmung mit Sprechventil
- Larnygotracheoskopie

Logopädische Betreuung zur Verbesserung einer Schluckstörung kann die Vorbereitung auf eine Dekanülierung unterstützen. Vor einer Dekanülierung sollte ein Aufklärungsgespräch erfolgen, in dem Erwartungen, aber auch Ängste und Sorgen von Eltern und ggf. Kind thematisiert werden. Die Dekanülierung erfolgt im stationären Setting. Nach Entfernung der TK wird das Stoma mit Verbandmaterial abgeklebt. Mit abgeklebtem Stoma wird das Kind mindestens über drei Tage stationär überwacht. Häufig schrumpft das Stoma im Verlauf und verschließt sich selbst. Bei einem Teil der Patienten ist nach einigen Wochen aber ein chirurgischer Verschluss einer verbliebenen Fistel notwendig.

6.5. Transition und Besonderheiten bei jungen Erwachsenen mit Schwerpunkt Pneumologie

Durch die in den letzten Jahren standardmäßig verfügbare und zunehmend häufiger eingesetzte Beatmung von Kindern mit NME erreichen heute viele Betroffene das Erwachsenenalter. Die Lebenserwartung hat sich durch die Beatmung, die bessere multiprofessionelle Betreuung der oft sehr komplexen Krankheitsbilder und aktuell beginnend auch durch spezifische Therapieverfahren einzelner NME (z.B. Nusinersen bei SMA oder Ataluren bei einigen DMD-Patienten, etc.) nicht selten bis in die 3.-4. Dekade verlängert [7]. Damit ist die Zahl erwachsener Patienten mit kongenitalen oder in der Kindheit bzw. Adoleszenz erworbenen NME deutlich gewachsen und wird auch zukünftig weiter ansteigen. Eine dauerhafte Versorgung dieser Patienten über die bislang betreuenden pädiatrischen Zentren – wie früher in Ermangelung geeigneter Versorgungsstrukturen in der Erwachsenenmedizin häufig praktiziert – ist absehbar nicht mehr möglich. Auch wird die Versorgung in pädiatrischen Zentren den Bedürfnissen der betroffenen jungen Erwachsenen häufig nicht gerecht und ist im Hinblick auf die Kostenerstattung durch die Krankenkassen keine dauerhafte Option. Vor diesem Hintergrund ist die Transition der Betroffenen um das 18. Lebensjahr in die Erwachsenenmedizin erforderlich.

▶ Transition ist keine einmalige Aktion, sondern ein zeit- und personalintensiver Prozess

Transition (lat. *trans-ire* = hinübergehen) ist nicht ein einmaliges punktuelles Ereignis, sondern beschreibt den Prozess des geplanten Übergangs von einer kindzentrierten hin zu einer erwachsenenorientierten medizinischen Versorgungssituation [8].

Idealerweise wird in den Pädiatrien der erforderliche Prozess der Transition etwa ab dem 17.-18. Lebensjahr angebahnt. Die Heranwachsenden müssen lernen, eigenverantwortlich mit ihrer Erkrankung und erforderlichen medizinischen Maßnahmen umzugehen. Dies ist gerade bei NME oft schwierig, da der progrediente Muskelfunktionsverlust eine zunehmende Pflegebedürftigkeit und Abhängigkeit von Hilfsmitteln bedingt. Oft ergibt sich im Adoleszentenalter die Indikation zum Beginn einer intermittierenden Beatmung. Dieses einschneidende Ereignis wird dadurch kompliziert, dass nicht selten fast zeitgleich zum Beginn der Beatmung der Wechsel in die Erwachsenenmedizin mit dann neuen Ansprechpartnern und Versorgungsstrukturen erfolgt [9].

Gemeinsam mit den Patienten und ihren Bezugspersonen sind daher Gespräche über die Notwendigkeit und den Sinn des Wechsels in die Erwachsenenmedizin erforderlich. Den Betroffenen sollte ein klares Konzept für Transition und Erwachsenenbetreuung mit konkreten Strukturen und Ansprechpartnern angeboten werden.

▶ In der Erwachsenenmedizin fehlen vielfach multidisziplinäre Zentrumsstrukturen und oft auch konkretes Fachwissen für die optimale Versorgung junger neuromuskulärer Patienten

In den Pädiatrien findet die Betreuung der Patienten in der Regel in sozialpädiatrischen Zentren oder Spezialambulanzen statt. Diese Zentren übernehmen für die Patienten eine Lotsenfunktion und koordinieren die Betreuung der für die komplexen Erkrankungen erforderlichen Fachdisziplinen wie Neurologen, Pneumologen, Orthopäden, Kardiologen, Psychologen, etc.. Entsprechende multidisziplinäre Strukturen, an die die Betreuung der Patienten übergeben werden könnte, existieren in der Erwachsenenmedizin in der Regel nicht oder nur sehr lokal begrenzt.

Hausärzte sind angesichts der Komplexität der Erkrankungen und der zunehmenden Abhängigkeit von Hilfsmitteln, die ihnen nicht vertraut sind, mit der Betreuung der Patienten häufig überfordert und können die Lotsenfunktion für die weitere Betreuung nur bedingt übernehmen. Die Patienten und ihre Familien verlieren mit der Transition daher nicht nur die langjährig bekannten Ansprechpartner, sondern müssen sich auch eigenständig um die Vorstellung bei diversen Fachdisziplinen kümmern. Erschwerend kommt hinzu, dass aufgrund der Seltenheit der NME bei vielen Erwachsenenmedizinern keine ausreichenden Kenntnisse über die Krankheitsbilder und ihre Behandlung vorhanden sind [9].

Ziel muss es daher sein, auch in der Erwachsenenmedizin Zentren zu implementieren, die analog zu den sozialpädiatrischen Zentren eine Lotsenfunktion für die Betroffenen übernehmen, damit für alle Teilbereiche der Versorgung ein adäquater Übergang in die Erwachsenenmedizin erreicht wird.

▶ Die Transition betrifft viele Fachdisziplinen

Je nach Grunderkrankung ist eine Transition in einer Vielzahl von Bereichen erforderlich, von denen die Wichtigsten in Tab. 6.4 aufgeführt sind. Eine gute tabellarische Übersicht, bei welchen NME mit Atemmuskelbeteiligung mit welchen weiteren Komplikationen zu rechnen ist, findet sich in der S2k-Leitlinie "Nicht-invasive und invasive Beatmung als Therapie der chronischen respiratorischen Insuffizienz" [13].

Aus pneumologischer Sicht stehen eindeutig die zunehmende Atempumpenschwäche und Husteninsuffizienz als Hauptgründe für die Morbidität und Mortalität der Patienten im Vordergrund [11]. Daher ist eine Überleitung der Patienten in ein pneumologisches (Erwachsenen-) Beatmungszentrum mit Expertise in der Betreuung von Patienten mit NME unabdingbar. Problematisch bleibt angesichts der steigenden Anzahl von Betroffenen das Vorhalten der erforderlichen Infrastruktur (z.B. barrierefreie Bäder, erheblicher Platzbedarf für große Elektrorollstühle, Unterbringung von betreuenden Angehörigen, Vorhalten eines adäquaten Pflegeschlüssels zur Versorgung der schwerst-pflegebedürftigen Patienten).

Fachdisziplin	Erkrankung
Neurologie	Grunderkrankung, evtl. neue Behandlungsoptionen
Pneumologie	Atmungs- und Husten-insuffizienz, Frage der Tracheotomie
Kardiologie	Kardiomyopathien, Herz-rhythmusstörungen
Gastro-enterologie	Ernährungsberatung, PEG-Anlage bei Schluckstörungen oder Kauschwäche, Darm-motilitätsstörungen
Orthopädie	Skoliose, Kontrakturen
Endokrinologie	Osteoporose
Urologie	Inkontinenz
Psychosoziale Betreuung	Depressionen, Lebensplanung incl. Ausbildung/Jobsuche, Krankheitsverarbeitung

Tab. 6.4: Multidisziplinärer Versorgungsbedarf von Patienten mit neuromuskulären Erkrankungen.

▶ Ablauf der Transition von der pneumologischen Pädiatrie in die Erwachsenen-Pneumologie

Da die lokalen Strukturen im Gesundheitswesen deutschlandweit sehr unterschiedlich sind, kann es das eine Idealmodell der Transition nicht geben. Günstig sind eine oder mehrere gemeinsame Transitionssprechstunden [12] unter Beteiligung von pädiatrischen Pneumologen, Erwachsenen-Pneumologen, dem Patienten und seiner Familie. Je nach Verfügbarkeit und individueller Situation kann es sinnvoll sein, weitere Berufsgruppen wie Atmungstherapeuten, Beatmungspflegekräfte oder einen ambulanten Pflegedienst zu involvieren.

Diese Sprechstunden können entweder im Rahmen der ohnehin üblichen Ambulanzvorstellungen der Patienten in der Pädiatrie stattfinden oder bereits den ersten Besuch in der Erwachsenen-Pneumologie darstellen. Auch ein gesplittetes Model mit einer gemeinsamen Vorstellung in der Pädiatrie und einer Folgevorstellung in der Erwachsenenmedizin ist denkbar.

In diesen Transitionssprechstunden sind neben einem ersten Kennenlernen auch direkte Gespräche über die aktuelle gesundheitliche Situation und die nächsten diagnostischen/therapeutischen Schritte möglich, so dass ein nahtloser Übergang gewährleistet wird. Die Patienten und ihre Familien können Fragen stellen und Erwartungen oder Ängste im Hinblick auf die Transition äußern, so dass diese im Gespräch unmittelbar aufgefangen werden können.

Gerade wenn die Erwachsenen-Pneumologie nicht auf dem Gelände der Pädiatrie liegt und die Transitionssprechstunde in der Kinderklinik erfolgt, bietet sich dieses Gespräch auch an, um den Patienten die offiziellen Kontaktdaten der neuen Klinik und des betreuenden Teams auszuhändigen, aber auch der Erwachsenen-Pneumologie die aktuellen Kontaktdaten des Patienten zu übermitteln. Günstig ist es, wenn im Konsens von Patient und beiden Behandlungsteams am Ende des Ambulanztermins ein klarer Fahrplan vorliegt, wann der nächste Vorstellungstermin wo erfolgen soll und wie dieser vereinbart wird. Aus eigener Erfahrung empfiehlt es sich, von Seiten der Erwachsenen-Pneumologie die Patienten einige Tage nach dem ambulanten Termin anzurufen und einen konkreten Termin für die nächste Vorstellung zu vereinbaren. In diesem Rahmen können zwischenzeitlich neu aufgetretene Fragen noch einmal zeitnah geklärt werden. Außerdem wird sichergestellt, dass kein Patient im Transitionsprozess "verlorengeht".

Unabdingbar ist es, dass das pädiatrische Team alle wichtigen Krankenunterlagen strukturiert vorbereitet und dem übernehmenden Erwachsenen-Team zur Verfügung stellt. Dazu gehören mindestens ein aussagekräftiger Arztbericht, Protokolle der letzten Lungenfunktion und Hustenstoßmessung und - sofern bereits vorhanden - die aktuellen Parameter des Beatmungsgeräts und des Sekretmanagements (☞ Tab. 6.5).

• Vollständige und aktuelle Kontaktdaten des Patienten und ggfs. der Betreuungspersonen (ambulanter Pflegedienst, gesetzlicher Betreuer) • Aktueller pneumologischer Arztbrief inkl. BGA-Werten und Ergebnissen der nächtlichen transkutanen CO_2-Messung oder Poly(somno)graphie, sofern vorhanden • Lungenfunktionsprotokoll, idealerweise mit Verlaufstrend • Protokoll der letzten Hustenstoßmessung • Beatmungsgeräteparameter • Angaben zum Sekretmanagement inkl. Einstellparametern • Sofern vorhanden: letzte Echokardiographie

Tab. 6.5: Erforderliche Unterlagen im pneumologischen Transitionsprozess.

Eine Transition rein nach Aktenlage durch Übermittlung eines Arztbriefs ist in der Regel nicht ausreichend und wird der langjährigen Krankheitsgeschichte der Betroffenen nicht gerecht [9].

Ein guter Transitionsprozess ist zeit- und personalaufwändig und daher im klinischen Alltag nicht leicht zu etablieren. Die eingesetzte Zeit zahlt sich aber im Verlauf durch weniger Folgeprobleme und zufriedenere Patienten regelhaft aus. Angesichts der Komplexität der Krankheitsbilder muss für einen bestmöglichen Informationstransfer zwischen pädiatrischem und Erwachsenen-Team zwingend ein klar strukturierter Prozess der Transition zwischen den beteiligten pneumologischen Zentren implementiert werden. Zusätzlich sollten die beiden Behandlungsteams auch nach der erfolgten Transition des Patienten in engem Kontakt verbleiben, um eventuelle erst mit der Zeit auftretende Fragen gemeinsam besprechen zu können.

▶ Die Einstellung der jungen Erwachsenen über gewünschten zukünftigen Behandlungsumfang muss frühzeitig eruiert werden

Vor dem Hintergrund einer progredienten Erkrankung mit begrenzter Lebenserwartung sollten parallel mit dem Transitionsprozess oder im Rahmen der ersten Vorstellungen in der Erwachsenenmedizin wiederholt Gespräche im Sinn eines *Advance Care Planning* (ACP) geführt werden, die insbesondere das Thema einer eventuell im Verlauf erforderlichen Tracheotomie beinhalten sollten. Hier geht es nicht um das Erwirken einer pauschalen DNI/DNR-Order gerade frisch transitierter Patienten. Vielmehr sollten die Betroffenen und deren Bezugspersonen durch frühzeitiges und wiederholtes Ansprechen möglicher Komplikationen auf diese vorbereitet sein und mögliche Behandlungsoptionen sowie deren Probleme kennen. Hierdurch können Ängste abgebaut und Entscheidungshilfen gegeben werden.

Waren in der Pädiatrie in der Regel die Eltern die Ansprechpartner, sind nun die jungen Erwachsenen selbst verantwortlich, sich mit diesen schwierigen Themen auseinanderzusetzen. Einige Betroffene haben sich hierzu bereits konkrete Gedanken gemacht, aber viele sind noch sehr unsicher und haben große Ängste. Gerade diese Patienten profitieren von einem offenen und wiederholten Ansprechen dieser schwierigen Fragen. Ziel muss es sein, die Wünsche der Betroffenen so frühzeitig zu eruieren, dass die betreuenden Personen und Behandlungsteams auch während krisenhafter Verschlechterungen, in denen der Patient sich nicht selbst äußern kann, in seinem Sinne handeln können [9].

▶ Große Aufgabe für pneumologische Beatmungszentren

Auch bei primär neurologischer Grunderkrankung kommt den Erwachsenen-Pneumologen nach der Transition der Patienten häufig eine ebenso entscheidende Funktion in der Betreuung der Betroffenen zu wie den Erwachsenen-Neurologen. Dies erklärt sich dadurch, dass ein Großteil der Morbidität der jungen Erwachsenen mit NME durch die zunehmende Atmungs- und Husteninsuffizienz bedingt ist. Schon bei stabil eingestellter respiratorischer Situation sind nicht-pneumologische Kliniken mit der hochaufwändigen Versorgung von Patienten mit NME überfordert. Dies betrifft v.a. die fehlende Infrastruktur und die unzureichende Fachkenntnis und fehlenden Einweisungen in die Heimbeatmungsgeräte und das Sekretmanagement. Erst recht stellen krisenhafte Verschlechterungen über Atemwegsinfekte mit Sekretverhalten und Pneumonien Nicht-Beatmungsmediziner vor oft unlösbare Aufgaben.

Durch das gemeinsame Erleben und Meistern von oft lebensbedrohlichen respiratorischen Komplikationen in einem pneumologischen Beatmungszentrum entstehen innerhalb kürzester Zeit sehr enge Bindungen und ein großes Vertrauensverhältnis zwischen den Patienten, deren Familien und dem neuen Behandlerteam. Da allen Beteiligten bewusst ist, dass spätestens nach Beginn der Heimbeatmung diese Hilfsmittelversorgung einen großen Einfluss auch auf viele andere Bereiche der Versorgung hat, werden auch über die eigentliche pneumologische Betreuung hinausgehende Probleme sehr häufig zwischen Patienten und Pneumologen besprochen.

Zum Beispiel muss die elektive PEG-Anlage bei zunehmenden Schluckstörungen oder Schwäche der Kaumuskulatur bei einem beatmeten Patienten vorausschauend geplant werden, um Notfallsituationen bei unkritischer Sedierung in einem rein gastroenterologischen Setting zu vermeiden. Ähnliches gilt für größere zahnärztliche Eingriffe oder jedwede Operation. Nicht selten können Patienten mit NME nicht adäquat in der Klinik versorgt werden, die den primären Eingriff durchgeführt hat, sondern müssen zeitnah ins Beatmungszentrum übernommen werden. Gerade bei elektiven Eingriffen empfiehlt es sich daher, dies vorher mit dem zuständigen Beatmungszentrum abzusprechen.

▶ Das Ideal: Kooperierendes Netzwerk von Erwachsenen-Medizinern zur Versorgung von neuromuskulären Patienten

Trotz der aus medizinischen Gründen erforderlichen engen Anbindung an ein pneumologisches Beatmungszentrum können Pneumologen nicht die komplette Versorgung der erwachsenen Patienten mit NME ab dem Zeitpunkt der Transition übernehmen. Vielmehr ist eine gute Kooperation v.a. mit einem neurologischen Zentrum, aber auch mit diversen anderen Fachabteilungen unabdingbar, die für die optimale Betreuung der Patienten mit NME erforderlich sind [12]. Möglicherweise können hier zukünftig Medizinische Zentren für Erwachsene mit Behinderungen (MZEB) eine gewisse koordinierende Funktion übernehmen. Diese sind bislang aber weder flächendeckend vorhanden, noch überall mit der gerade im Hinblick auf die pneumologische Versorgung erforderlichen Expertise ausgestattet.

6.6. Literatur

1. Gergin O, Adil EA, Kawai K, et al. Indications of pediatric tracheostomy over the last 30 years: Has anything changed? Int J Pediatr Otorhinolaryngol 2016;87:144-147.

2. Amaddeo A, Moreau J, Frapin A, et al. Long term continuous positive airway pressure (CPAP) and noninvasive ventilation (NIV) in children: Initiation criteria in real life. Pediatr Pulmonol 2016;51(9):968-974.

3. Hukins CA and Hillman DR. Daytime predictors of sleep hypoventilation in Duchenne muscular dystrophy. Am J Respir Crit Care Med 2000;161(1):166-170.

4. Steindor M, Wagner CE, Bock C, et al. Home Noninvasive Ventilation in Pediatric Subjects With Neuromuscular Diseases: One Size Fits All. Respir Care 2021;66(3): 410-415.

5. Sterni LM, Collaco JM, Baker CD, et al. An Official American Thoracic Society Clinical Practice Guideline: Pediatric Chronic Home Invasive Ventilation. Am J Respir Crit Care Med 2016;193(8):e16-35.

6. Doherty C, Neal R, English C, et al. Multidisciplinary guidelines for the management of paediatric tracheostomy emergencies. Anaesthesia 2018;73(11):1400-1417.

7. Chatwin M, Tan HL, Bush A, et al. Long term non-invasive ventilation in children: impact on survival and transition to adult care. PLoS One 2015;10(5): e0125839.

8. Blum RW, Garell D, Hodgman CH, et al. Transition from child-centered to adult health-care systems for adolescents with chronic conditions. A position paper of the Society for Adolescent Medicine. J Adolesc Health 1993;14(7):570-576.

9. Onofri A, Broomfield A and Tan HL. Transition to Adult Care in Children on Long-Term Ventilation. Front Pediatr 2020;8:548839.

10. Windisch W, Dreher M, Geiseler J, et al. [Guidelines for Non-Invasive and Invasive Home Mechanical Ventilation for Treatment of Chronic Respiratory Failure - Update 2017]. Pneumologie 2017;71(11):722-795.

11. Birnkrant DJ, Bushby K, Bann CM, et al. Diagnosis and management of Duchenne muscular dystrophy, part 3: primary care, emergency management, psychosocial care, and transitions of care across the lifespan. Lancet Neurol 2018;17(5):445-455.

12. Schara U, Fink GR and von Moers A. [Transition from neuropediatrics to neurology in neuromuscular diseases]. Nervenarzt 2018;89(10):1123-1130.

7. Telemedizinische Aspekte in der Heimbeatmung

Ein exponentieller weltweiter Zuwachs an digitaler Datenverarbeitung via Internet ist in den letzten 30 Jahren zu beobachten. Schätzungen gehen von einer Verdoppelung der weltweit erzeugten Daten alle 2 Jahre aus. Im postmodernen Zeitalter hat die Nutzung des Internets die gesellschaftlichen Prozesse über die sozialen Medien, aber auch die Industrieproduktion sowie die Entwicklung der Wissenschaft grundlegend verändert. Demgegenüber wird die Nutzung der digitalen Möglichkeiten in alltäglichen medizinischen Abläufen als vergleichsweise gering eingeschätzt. Der Gebrauch von digitalen Techniken in der Medizin zur Fernübertragung wird teilweise unter dem Begriff Telemedizin oder auch e-health zusammengefasst. Die Bundesärztekammer nutzt den Sammelbegriff Telemedizin "für verschiedenartige ärztliche Versorgungskonzepte, die als Gemeinsamkeit den prinzipiellen Ansatz aufweisen, dass medizinische Leistungen der Gesundheitsversorgung der Bevölkerung in den Bereichen Diagnostik, Therapie und Rehabilitation sowie bei der ärztlichen Entscheidungsberatung über räumliche Entfernungen (oder zeitlichen Versatz) hinweg erbracht werden. Hierbei werden Informations- und Kommunikationstechnologien eingesetzt" [1]. Dabei ist wie überall in der Medizin der ethische Grundsatz *"Primum non nocere"* (erstens nicht schaden) zu beachten. Der Gebrauch von digitalen Techniken, Werkzeugen, oder Dienstleistungen in der Medizin sollte immer unter der Prämisse des Nutzens für die Versorgungssysteme, die behandelnden Pflegemitarbeitenden und Ärztinnen/Ärzte aber ganz besonders hinsichtlich des Nutzens für die Patienten betrachtet werden. Folgt man diesen Gedanken, so wird verständlich, warum die Einführung von telemedizinischen Methoden in den medizinischen Alltag so langsam verläuft: Jede einzelne Anwendung ist nicht Selbstzweck, sondern sollte durch Evidenz hinsichtlich der Auswirkungen auf Kosten und medizinische Endpunkte wie Lebensqualität und Lebenserwartung hin untersucht sein. Dies gilt insbesondere in der respiratorischen Medizin und Heimbeatmung, da in diesem Bereich Patienten mit lebensunterstützenden und lebenserhaltenden Systemen betreut werden. Hierbei gilt es, besondere Sorgfalt anzuwenden. Im Bereich der Telemedizin scheint es besonders schwierig, Scheininnovationen, wie z.B. den Aufbau großer Datenbanken ohne relevanten Patientennutzen, von nützlichen Innovationen abzugrenzen. Allerdings findet man im Gesundheitssystem auch ein gewisses Beharrungsvermögen, beruhend auf dem Gedanken, dass man bestimmte Prozesse schon immer so gemacht habe und nicht ändern wolle. Nützliche Innovationen können sich in dem engen Netz aus gesetzlichen Vorgaben, gegensätzlichen Interessen von Kostenträgern und Leistungserbringern und alltäglichen Gewohnheiten nur schwer durchsetzen. Gerade die Corona-Pandemie hat jedoch die Defizite in der Umsetzung von Innovationen schmerzlich aufgezeigt: Schlaflabore zur Kontrolle von nächtlichen Beatmungen waren geschlossen, schwerkranke chronische Patienten vermieden aus Angst vor Infektionen die ärztlichen Sprechstunden und die Intensivstationen der Kliniken waren mit Akutpatienten überfüllt, so dass notwendige Wiederaufnahmen von Patienten z. B. zur Evaluierung des Weaning-Potentials unterbleiben mussten.

Zur Analyse der Einsatzmöglichkeiten von Telemedizin im Bereich der Heimbeatmung bietet sich eine systematische Prüfung der Interaktionsebenen an:

▶ Arzt-zu-Arzt (bzw. -Pflegedienst)-Ebene

Diese Ebene ist rechtlich unproblematisch. Mittels E-Mail oder unter Nutzung von Videodiensten können über räumliche Distanz Informationen ausgetauscht werden und eine Kommunikation erfolgen. Beispielsweise kann ein in einer Beatmungswohngruppe befindlicher Pflegedienst oder Hausarzt den Spezialisten in der Klinik kontaktieren und Behandlungsdetails klären. Eventuell kann diese Kommunikation durch Zugriff auf eine elektronische Kurve oder ähnliches unterstützt werden.

▶ Arzt-Patienten-Ebene

In dieser Ebene sind umfangreiche Werkzeuge vorhanden. Neben einer reinen Videosprechstunde über größere Distanz kann eine drahtlose Kontrolle (*remote control*) von Beatmungsgeräten oder medizinischen Meßgeräten wie Pulsoximetern, Blutdruck-, Blutzuckermess- oder Inhalationsgeräten erfolgen. Dabei können die einzelnen Schritte auch nacheinander vorgenommen werden: Nachdem die internetbasierte Überwachung der medizinischen Messgeräte relevante Veränderung z. B. der Atemfrequenz oder Veränderungen in der Akzeptanz einer nichtinvasiven Beatmung (NIV) dem Arzt anzeigt, erfolgt eine telemedizinische Intervention. Sowohl die Betreuung von Patienten mit chronischen Erkrankungen als auch die Nachbetreuung nach einer akuten Krankenhausbehandlung bieten sich für diese Ebene an.

- Patienten-Gesundheitsapp-Ebene

Diese Ebene bietet besondere Innovationen, ist aber auch verbunden mit den größten Risiken. Mittels tragbarer Monitore und via Smartphones können ganz verschiedene subjektive und objektive Messparameter oder Nutzungszeiten von medizinischen Geräten übermittelt werden. Medizinische Apps, also automatisierte Programme, binden den Patienten aktiv in die Behandlung mit ein und geben Rückmeldungen zur Verstärkung von gewünschtem gesundheitsfördernden Verhalten mit dem Ziel, Veränderungen zu bewirken (*Patient Engagement*). Beispielsweise können so Gesundheitsinformationen, Anregungen zur verstärkten körperlichen Aktivität, Gewichtsreduktion oder Raucherentwöhnung regelmäßig adressiert werden. Aber auch die Adhärenz einer Positivdruck-Beatmung oder die regelmäßige Anwendung von Inhalatoren kann so regelmäßig erfasst werden, und über die Rückmeldung die Nutzung der Systeme gesteigert werden.

7.1. Datenrechtliche und juristische Problemfelder

Die Anwendungen von Techniken der Datenübertragung ermöglicht eine Behandlung über große Entfernungen und damit über die Grenzen der kassenärztlichen Vereinigungen, Landesärztekammern und eventuell Ländergrenzen hinaus. Dies wirft jedoch neue mediko-juristische Probleme auf. Hierfür sind nachfolgend einige Beispiele angeführt: Gelten die Zulassungsvoraussetzungen für die ärztliche Approbation und Anerkennung als Pflegekraft des Patienten vor Ort oder des Anbieters der telemedizinischen Leistungen? Welche Ärztekammer ist zuständig? Welche Regelungen finden Anwendung bezüglich der Delegation von Leistungen? In Streitfällen braucht es Klarheit über den Gerichtsstand. Erfolgen die Behandlungen über Ländergrenzen hinweg, komplizieren sich diese Probleme noch weiter.

7.1.1. Datenschutz

Schon im sogenannten Hippokratischen Eid aus dem 1. Jahrhundert unserer Zeitrechnung findet sich der Verweis auf die Verschwiegenheit in medizinischen Behandlungen. Die Souveränität über die Daten liegt beim Patienten und nur der Patient darf über die Verwendung der Daten entscheiden. Der digitale Fußabdruck des Patienten muss über den Tod hinaus gesichert sein. In der EU-weiten Datenschutz-Grundverordnung sind wesentliche Grundzüge hierfür festgeschrieben. Auch muss sichergestellt sein, dass dem Patienten im Falle einer Einschränkung, eines Widerrufs, oder einer Ablehnung der Datennutzung keine Nachteile durch die Anbieter von telemedizinischen Dienstleistungen erfolgen. Diese Grundsätze sind im ärztlichen Alltag fest verankert, jedoch bieten gerade Patienten-Gesundheitsapps, vielleicht angeboten von internationalen Unternehmen, ganz neue Gefahren. Die medizinischen Anwender vor Ort, und schon gar nicht der einzelne Patient, verfügen über die Möglichkeiten zu überprüfen, was letztlich mit den Daten geschieht. Hier bedarf es staatlicher Überwachungsinstrumente mit ausreichenden technischen, personellen und rechtlichen Ressourcen, die eine Einhaltung der EU-weiten Standards sicherstellen können. Patienten in akuten oder chronischen Krankheitssituationen benötigen besonderen Schutz, damit nicht nach ungeprüfter Zustimmung einer viele Seiten langen, kaum verständlichen Einverständniserklärung große Mengen von intimen Daten weitergeleitet werden. Dies kann nicht nur direkt zur Schädigung des Patienten, sondern auch indirekt zu einer Beschädigung der Arzt-Patienten-Beziehung führen, und letztlich zu einem Vertrauensverlust.

7.1.2. Datensicherheit

Abzugrenzen von den oben beschriebenen Problemfeldern ist die Datensicherheit. Ein fahrlässiger Umgang mit Daten, aber auch eine hohe kriminelle Energie von international operierenden Gruppen, ermöglichen sowohl den Datendiebstahl als auch Angriffe auf telemedizinische Versorgungssysteme. Besonders dort, wo lebenserhaltende Systeme betrieben werden, müssen höchste Sicherheitsanforderungen beachtet werden. Diese

Standards sind insbesondere für die Entwicklungen von Applikationen z. B. für eine Videosprechstunde oder die Übermittlung von Vitalparametern per Smartphone-Technologie einzuhalten.

7.2. Telemedizin in der außerklinischen nicht-invasiven Beatmung

Die längste und breiteste Erfahrung mit telemedizinischen Interventionen bezüglich der Anwendung von Positivdrucktherapien allgemein aber auch der Telemedizin bei Positivdrucktherapie findet sich im Bereich Diagnostik und Therapie der obstruktiven Schlafapnoe (OSA). In einer Metaanalyse konnten 11 randomisierte kontrollierte Studien (RCT) mit insgesamt 1358 Patienten eingeschlossen werden [2]. Es zeigte sich ein signifikanter Unterschied der durchschnittlichen Adhärenz von knapp 1 Stunde pro Nacht. Schaut man sich die einzelnen Studien im Detail an, so fällt eine deutliche Streuung der Ergebnisse auf. Es finden sich Studien mit einem erheblichen Effekt der telemedizinischen Interventionen, in anderen Studien ist kein Effekt nachweisbar. Schon seit vielen Jahren Forschung zur Compliance ist bekannt, dass die entscheidenden Faktoren für die Erzielung einer hohen Akzeptanz sich in den Bereichen Patientenselbstmanagement und Patientenschulung finden. Offensichtlich scheint die Intensität und Qualität der Therapieeinleitung im Kontrollarm einen erheblichen Einfluss auf die Studienergebnisse zu haben. Daher sind internationale Studien immer nur begrenzt auf die deutsche Situation übertragbar, da sich die Versorgungsstrukturen in anderen Ländern, insbesondere in den USA, erheblich von unserer Situation unterscheidet. Schaut man sich gezielt Studien aus Deutschland an, so lässt sich dies gut nachvollziehen. Große Register von über 3000 Patienten zeigen einen deutlichen Effekt einer telemedizinischen Intervention auf die Abbruchrate [3]. Auch eine telemedizinische Therapieeinleitung scheint in ausgewählten Patientengruppen und etablierten Schlafzentren den Standard-Schlaflaborverfahren nicht unterlegen zu sein [4]. So ermöglichen telemedizinische Konzepte gerade hierzulande eine Entlastung der schlafmedizinischen Ressourcen. Schaut man sich gezielt nur Risikogruppen für eine schlechte Akzeptanz wie Patienten mit obstruktiver Schlafapnoe nach Schlaganfall an, so finden sich sehr deutliche Effekte der telemedizinischen Intervention [5].

Patienten mit jeder Form des hyperkapnischen Atmungsversagens sind hinsichtlich Mortalität und Morbidität im Vergleich zu Patienten mit OSA immer als Risikogruppen anzusehen. In den letzten Jahren konnte eine Reduktion der Sterblichkeit, eine Verminderung der Krankenhauseinweisungen und eine Verbesserung der Lebensqualität in verschiedenen Patientengruppen mit chronischem hyperkapnischen Atmungsversagen gezeigt werden. Bisheriger Standard in der Einleitung der nicht-invasiven Beatmung (NIV) stellt die stationäre Behandlung verbunden mit regelmäßigen stationären Kontrollen dar. Gerade für diese Patientenkollektive bietet die Telemedizin ein hohes Potential, indem verschiedene Ebenen der Kommunikation und Interaktion miteinander verknüpft werden können: Die Beatmungsgeräte sind via Internet und Provider mit dem Beatmungszentrum verbunden. So können die Beatmungsdaten wie Druck, Leckage, Nutzungszeiten, Tidalvolumen und Atemfrequenz (sowohl getriggert (S) als auch *timed* (T), d.h. vom Gerät appliziert) Nacht für Nacht erfasst werden. Mittels remote control-Steuerung lassen sich Veränderungen der Beatmungseinstellungen vornehmen, oder kann falls notwendig gezielt eine Maskenanpassung oder anderes Troubleshooting vor Ort veranlasst werden. Eine Rückmeldung an den Patienten (Patienten-Engagement) kann sowohl automatisiert und/oder persönlich durch das Beatmungszentrum erfolgen. Weiterhin können andere physiologische Messparameter wie Pulsoximetrie aber auch transkutane CO_2-Spannung per Fernabfrage übermittelt und nachfolgend Änderungen der Beatmungseinstellungen vorgenommen werden. Zielgerichtet kann eine solche Überwachung mit telefonischen Beratungen und Hausbesuchen von spezialisierten Pflegekräften kombiniert werden. Sehr erfahrene Zentren konnten in Studien mit einem solchen Bündel verschiedener telemedizinischer Maßnahmen sowohl bei neuromuskulär erkrankten Patienten als auch bei Patienten mit chronisch obstruktiver Lungenerkrankung (COPD) vergleichbare Effekte hinsichtlich der Einstellung der Beatmung, Verbesserung des Gasaustausches und gleicher Akzeptanz erzielen. Die Kosten einer solchen kombinierten Behandlung lagen deutlich niedriger. Dies beruhte in erster Linie auf der geringeren Anzahl und der kürzeren Dauer von stationären Aufenthalten [6, 7].

Patienten insbesondere mit COPD leiden immer wieder unter Exazerbationen. Diese akuten Verschlechterungen in dem schweren progredienten Krankheitsverlauf gehen mit einer weiteren Verschlechterung der Lebensqualität einher und stehen im Zusammenhang mit einer ungünstigeren Prognose. Die resultierenden Krankenhausaufnahmen belasten das Gesundheitssystem erheblich. Die therapeutischen Maßnahmen zielen u.a. auch auf eine Verminderung von Exazerbationen ab. Wünschenswert wären Vorhersageparameter, die frühzeitig eine Differenzierung von leichten Verschlechterungen des chronischen Verlaufs und schweren Exazerbationen ermöglichen. Erste Daten zeigen, dass die Analyse von Daten der NIV-Beatmungsgeräte wie die Atemfrequenz, die Dauer der Nutzung, oder das Tidalvolumen möglicherweise eine drohende Verschlechterung frühzeitiger erkennen lassen. Gerade diese Daten könnten zukünftig nach entsprechender technischer Aufbereitung dem Beatmungszentrum eine drohende Exazerbation anzeigen und dann eine frühzeitige medikamentöse Therapie ermöglichen [8]. Jedoch sind diese Überlegungen bisher nicht durch prospektive Studien abgesichert.

Die telemedizinischen Versorgungsstrukturen stehen bei diesen multimorbiden Patienten nicht in Konkurrenz zu den bisher etablierten Strukturen, sondern bieten Ergänzungsoptionen. Je nach räumlicher Distanz zum Beatmungszentrum oder medizinischer Notwendigkeit ergeben sich ganz neue Möglichkeiten insbesondere mit dem Ziel, die häufigen Krankenhauseinweisungen zu reduzieren. Die technischen Voraussetzungen sind schon weitgehend realisiert, wünschenswert hierfür wäre jedoch eine enge Verzahnung von ambulanten und stationären Strukturen im Sinne einer sektorenübergreifenden Betreuung. Einzelne Modellprojekte z.B. in der Region Aachen sind bereits realisiert und werden vom Bundesministerium für Bildung und Forschung (BMBF) gefördert. Genaue Absprachen hinsichtlich der Aufgabenverteilung zwischen Beatmungszentrum, Hausarzt und Hilfsmittelprovider müssen jedoch getroffen sein.

Rehabilitationen haben eine hohe Bedeutung für Patienten mit respiratorischer Insuffizienz. Die Lebensqualität, eine Prognose-Verbesserung, und die Anzahl der Klinikeinweisungen können hierdurch günstig beeinflusst werden. Stationäre Rehabilitationskonzepte sind etabliert, jedoch lässt die Wirkung im Verlauf der Zeit wieder nach. Gerade für die Patienten mir respiratorischer Insuffizienz und eingeschränkter Mobilität scheinen daher telemedizinische Rehabilitationskonzepte sehr interessant. Aktuelle Studien zeigen eine gute Wirksamkeit hinsichtlich Leistungssteigerung (6-Minuten-Gehtest) und Minderung der Dyspnoe [9]. Die Integration von rehabilitativen Maßnahmen in multimodale telemedizinische Versorgungskonzepte verspricht einen erheblichen Nutzen für die Patienten mit günstigen Effekten auf die Behandlungskonzepte insbesondere durch eine Verminderung der Krankenhauseinweisungen.

7.3. Telemedizin in der außerklinischen invasiven Beatmung

Die Anzahl der Patienten mit invasiver außerklinischer Beatmung in Deutschland nimmt zu. Die Patienten werden zum Teil in Wohngruppen und zum Teil in der häuslichen Umgebung versorgt. Gemeinsam ist diesen Versorgungsstrukturen eine aufwendige pflegerische Versorgung, um die jederzeit drohende vitale Gefährdung zu bewältigen. Dagegen ist die ärztliche Versorgung dieser Patienten oftmals unzureichend. Die Versorgung wird teils durch engagierte Hausärzte sichergestellt, jedoch fehlt die notwendige ärztliche Kompetenz aus der Intensivmedizin/Pneumologie. Gerade für die Versorgung dieser Patientengruppe bieten telemedizinische *Cloud*-basierte Konzepte medizinisch sinnvolle und kostengünstige Lösungen. Mittels Televideokonsultationen können sowohl elektive Visiten als auch Visiten in Notfallsituationen erfolgen: Die Pflegekräfte vor Ort können direkten Kontakt mit dem Spezialisten aus dem Beatmungszentrum aufnehmen. Der ärztliche Dienst kann den Patienten per Video in Augenschein nehmen und Probleme können direkt zwischen Arzt, Pflegeteam und Patient besprochen werden. Ein direkter Zugriff auf Beatmungsgeräte ist möglich, damit stehen die relevanten vitalen Beatmungsparameter zur Verfügung und Anpassungen können direkt angeordnet und vorgenommen werden. Elektronische Patientenakten können online eingesehen werden, und so ist die Beurteilung von Verläufen über die Zeit möglich. Entsprechende Software-Lösungen sind vorhanden. Diese spezialisierten Patienten-Managementsysteme können mit anderen Formen der Telematik-Infrastruktur wie z. B. der digitalen Übermittlung von Arztbriefen und Rezepten verbunden werden. Die kritische Phase der Überleitung könnte so unterstützt werden.

Darüber hinaus wären auch Strukturen zur Unterstützung von Assistenzmodellen durch Laienpflege sinnvoll. Im Rahmen eines selbstbestimmten Lebens übernehmen zum Teil auch Angehörige für gewisse Zeiten die pflegerische Versorgung. Gerade in diesen Situationen könnten Videokonsultationen mit Pflegediensten eine wichtige Unterstützung darstellen.

Im Bereich der Patienten mit invasiver außerklinischer Beatmung sind die Vorteile offensichtlich, da der Transport dieser Patienten hohe Kosten verursacht und Ressourcen des Rettungsdienstes erfordert. Immer wieder wird die Sorge geäußert, dass aus solchen Gründen auch Patienten mit noch oder wieder vorhandenem Weaning-Potential nicht wieder im Weaning-Zentrum vorgestellt werden, und so das Potential zur Beatmungsentwöhnung nicht ausgeschöpft wird.

Probleme ergeben sich aus den Sektorengrenzen im Gesundheitssystem: Die ambulante ärztliche Ebene verfügt zum Teil nicht über die Erfahrung in der Versorgung dieser Patienten, oder steht für Hausbesuche vor Ort nicht zur Verfügung. Vernetzte Versorgungsstrukturen von Patienten bzw. den Angehörigen, Pflegediensten, Haus- und Fachärzten mit einem spezialisierten stationärem Langzeitbeatmungszentren sind bisher allenfalls im Rahmen von Musterprojekten verwirklicht. Die Vorteile sind offensichtlich. Die Umsetzung sollte eher zu früh als zu spät erfolgen, auch ohne dass der Nutzen aufgrund der niedrigen Fallzahlen und der spezifischen Bedingungen in diesem Bereich bereits in prospektiv randomisierten Studien überprüft werden konnte.

7.4. Literatur

1. https://www.bundesaerztekammer.de/aerzte/telematiktelemedizin/telemedizin/

2. Hu Y, Su Y, Hu S, Ma J, Zhang Z, Fang F, Guan J. Effects of telemedicine interventions in improving continuous positive airway pressure adherence in patients with obstructive sleep apnoea: a meta-analysis of randomised controlled trials. Sleep Breath 2021 Mar 10.

3. Woehrle H, Arzt M, Graml A, Fietze I, Young P, Teschler H, Ficker JH. Effect of a patient engagement tool on positive airway pressure adherence: analysis of a German healthcare provider database. Sleep Med 2018;41:20-26.

4. Fietze I, Herberger S, Wewer G, Woehrle H, Lederer K, Lips A, Willes L, Penzel T. Initiation of therapy for obstructive sleep apnea syndrome: a randomized comparison of outcomes of telemetry-supported home-based vs. sleep lab-based therapy initiation. Sleep Breath. 2021 May 15.

5. Nilius G, Schroeder M, Domanski U, Tietze A, Schäfer T, Franke KJ. Telemedicine improves continuous positive airway pressure adherence in stroke patients with obstructive sleep apnea in a randomized trial. Respiration. 2019;98(5):410-420.

6. Duiverman ML, Vonk JM, Bladder G, van Melle JP, Nieuwenhuis J, Hazenberg A, Kerstjens HAM, van Boven JFM, Wijkstra PJ. Home initiation of chronic non-invasive ventilation in COPD patients with chronic hypercapnic respiratory failure: a randomised controlled trial. Thorax 2020;75(3):244-252.

7. an den Biggelaar RJM, Hazenberg A, Cobben NAM, Gaytant MA, Vermeulen KM, Wijkstra PJ. A randomized trial of initiation of chronic noninvasive mechanical ventilation at home vs in-hospital in patients with neuromuscular disease and thoracic cage disorder: The Dutch Homerun Trial. Chest 2020;158(6):2493-2501.

8. Borel JC, Pelletier J, Taleux N, Briault A, Arnol N, Pison C, Tamisier R, Timsit JF, Pepin JL. Parameters recorded by software of non-invasive ventilators predict COPD exacerbation: a proof-of-concept study. Thorax 2015;70(3):284-5.

9. Bhatt SP, Baugh D, Hitchcock J, Kim YI, Cutter G, Aban I, Dransfield MT. Video telehealth pulmonary rehabilitation for COPD is associated with clinical improvement similar to center based pulmonary rehabilitation. Ann Am Thorac Soc. 2021 Aug 13.

8. Nicht-invasive Beatmung in der Pneumologischen Praxis

Die langfristige außerklinische Beatmung ist eine etablierte, zunehmend häufig eingesetzte Therapieoption für Patienten mit chronisch hyperkapnischer respiratorischer Atmungsinsuffizienz. Die außerklinische Beatmung erfolgt sowohl invasiv, meist über eine Trachealkanüle, als auch nichtinvasiv (*Non-Invasive Ventilation*, NIV). Bei erwachsenen Patienten sind die wichtigsten Indikationen für eine außerklinische Beatmung die fortgeschrittenen Stadien von COPD, thorakal-restriktive Erkrankungen (Thoraxwanderkrankungen, Obesitas-Hypoventilationssyndrom (OHS)) und neuromuskuläre Erkrankungen.

Für die in Deutschland häufigste Indikation COPD haben zwei neuere randomisierte, kontrollierte Studien gezeigt, dass bei langfristigerApplikation von NIV die chronische Hyperkapnie (als Marker der Atempumpeninsuffizienz) und die gesundheitsbezogene Lebensqualität relevant verbessert werden können [1, 2]. Dies unterstreicht den wichtigen Stellenwert von langfristiger NIV im gesamten therapeutischen Konzept.

Unter allen Patienten, die mit den typischen Krankheitsbildern eine außerklinische Beatmung erhielten, wurde etwa die Hälfte bei langfristig beobachtetem progredienten Krankheitsverlauf elektiv auf außerklinische nicht-invasive Beatmung eingestellt. In Deutschland erfolgt die Beatmungseinleitung bisher immer während eines stationären Aufenthaltes. Die andere Hälfte erleidet eine akute Verschlechterung der Grunderkrankung mit persistierender respiratorischer Insuffizienz nach prolongiertem *Weaning* (Weaning-Gruppe 3a, nach [3]), die am Ende eines schweren Krankheitsverlaufs zum Beibehalten einer dauerhaften nicht-invasiven oder invasiven Beatmung führt.

Die zunehmende Inzidenz und Prävalenz der COPD erhöht auch die Zahl der Patienten mit Indikation zur außerklinischen Langzeitbeatmung (☞ Kap. 8.3.). Alle beatmeten Patienten benötigen regelmäßige qualifizierte Nachsorgeuntersuchungen, um die Effizienz und Sicherheit der Beatmung, sowie die Therapietreue der Patienten zu gewährleisten. Außerdem müssen technische oder andere Probleme der Therapie rechtzeitig erkannt werden. In Deutschland wird dies traditionell während eines stationären Aufenthaltes durchgeführt. Die aktuelle Version der wissenschaftlichen S2k-Leitlinie "Nicht-invasive und invasive Beatmung als Therapie der chronischen respiratorischen Insuffizienz – Revision 2017" [4] sieht explizit eine regelmäßige stationäre Nachbetreuung vor. Unter stationären Bedingungen kann durch nächtliche Messungen der Gasaustausch und die Schlafqualität bei laufender Beatmung beurteilt werden. Modifikationen der Einstellungen des Beatmungsgeräts können sofort erfolgen, und die physiologischen Auswirkungen von geänderter Beatmung können kurzfristig beurteilt werden.

Im Gegensatz dazu sind regelmäßige, z.T. mehrmals jährlich stattfindende Krankenhausaufenthalte eine Belastung für diese Patienten. Stationäre Aufenthalte, insbesondere im hochtechnisierten Überwachungsbereich, bergen für Patienten mit schwerer respiratorischer Insuffizienz ein erhöhtes Risiko für nosokomiale Infektionen [5]. Bei zusätzlich knappen stationären Ressourcen und den ökonomischen Implikationen ist jede stationäre Aufnahmeindikation kritisch zu prüfen.

Viele außerklinisch langzeitbeatmete Patienten sind klinisch über viele Monate stabil und benötigen ex ante betrachtet höchstwahrscheinlich keine Änderung der NIV. Dann besteht zwar die Indikation zur turnusmäßigen Kontrolluntersuchung, jedoch nicht unbedingt auch gleichzeitige eine Indikation zur stationären Aufnahme.

Seit einigen Jahren gibt es aus den europäischen Nachbarländern zunehmend Hinweise auf eine erfolgreiche ambulante Betreuung von langjährigen Beatmungspatienten [6-8]. Großbritannien und die Niederlande bieten ambulante NIV-Sprechstunden an. In den Niederlanden ist es Standard, NIV-Patienten zu Hause zu besuchen, und u.a. mittels nächtlicher transkutaner Kohlendioxid-Messungen die Güte der NIV zu beurteilen, analog zum Vorgehen im stationären Bereich. Dies gilt sowohl für die häufigste Indikation COPD [7], wie auch für Patienten mit neuromuskulären und Thoraxwanderkrankungen [6]. Beweggründe für einen Wechsel der Patientenbetreuung in den ambulanten Beriech waren Kapazitätsgrenzen im stationären Bereich für die zunehmende Anzahl von Beatmungspatienten. Außerdem spielen die wahrscheinlich höheren Kosten einer stationären Versorgung eine wichtige Rolle.

8.1. Außerklinische Beatmung: Organisation, Einleitung, Optimierung, Nachbetreuung

Der organisatorische Mittelpunkt für die außerklinische Beatmung soll ein Zentrum für außerklinische Beatmung (Beatmungszentrum) sein. Ein Beatmungszentrum sollte über die personelle Expertise und die technische Ausstattung für Einstellung, Kontrollen und Optimierung der Beatmungstherapie verfügen. Hier sind Schwerpunkte denkbar, etwa für die Betreuung von invasiv beatmeten, oder für die alleinige Betreuung von NIV-Patienten. Für die zweite genannte Gruppe kommen grundsätzlich auch ambulante Einrichtungen ohne direkte Anbindung an eine Klinik in Frage [3].

Abhängig von der Stabilität des Patienten erfolgen in regelmäßigen Abständen Vorstellungen in einem Beatmungszentrum zur Verlaufskontrolle bzw. Optimierung der Therapie. Diese Vorstellungen wiederholen sich in den meisten Fällen lebenslänglich. Nur wenige Patienten können bei günstigem Krankheitsverlauf auf die Therapieoption Beatmung komplett verzichten.

Das erste deutsche Pilotprojekt zur Evaluation einer primär ambulanten Überwachung von Patienten mit COPD mit langfristiger außerklinischer NIV entstand zwischen Januar 2016 und Januar 2017 am Klinikum Köln-Merheim. Die untersuchten Patienten waren alle im Rahmen eines früheren stationären Aufenthaltes auf NIV eingestellt worden und wurden im Pilotprojekt ambulant nachuntersucht. Anhand fest definierter klinischer und physiologischer Parameter erfolgte eine Stratifizierung der untersuchten Patienten in die Ergebniskategorien

- keine Indikation zur Krankenhausaufnahme, weiterhin ambulante Betreuung in einem Intervall von mindestens 2 Monaten
- kurzfristige Krankenhausaufnahme in einem Zeitraum von bis zu 2 Monaten
- sofortige Krankenhausaufnahme am gleichen Tag.

Alle Untersuchungen erfolgten in einer Umgebung mit intensivmedizinischer Überwachungseinrichtung. Das ärztliche und pflegerische Personal hatte langjährige Erfahrungen mit Patienten mit invasiver- und nicht-invasiver außerklinischer Beatmung- und mit den jeweils zugrunde liegenden Krankheitsbildern. Die intensivmedizinische Infrastruktur wurde jedoch nur für Patienten genutzt, die in den durchgeführten Messungen Auffälligkeiten zeigten, und bei denen die Notwendigkeit zur Änderung der Beatmungsparameter bestand.

Von 80 betrachteten Patienten, die zusammen 130 ambulante Vorstellungen durchlaufen hatten, konnten 84 Fälle (64,6 %) weiterhin ambulant geführt werden, 37 Fälle wurden hospitalisiert, davon 7 Patienten am gleichen Tag [9].

Damit wurde erstmalig erkennbar, dass es auch in Deutschland ein Potential an Patienten mit COPD gibt, die trotz maximaler Therapieintensität keiner turnusmäßigen stationären Behandlung bedürfen.

Vor kurzem konnte eine aus den Niederlanden stammende Autorengruppe zeigen, dass bei stabilen respiratorisch insuffizienten Patienten mit neuromuskulären Erkrankungen und Thoraxwanderkrankungen (OHS, schwere Kyphoskoliose, Post-Poliosyndrom) eine ambulante Einleitung einer dauerhaften NIV möglich ist [6]. In einer zweiten Arbeit mit ähnlichem Protokoll wurde die ambulante Einleitung einer NIV für Patienten mit COPD untersucht [7].

Beide Studienprojekte hatten ein prospektives, randomisiertes/kontrolliertes Studiendesign. Die häusliche Beatmungseinleitung erfolgte mit speziell geschulten Pflegekräften und telemedizinischer Überwachung. Die primären Endpunkte waren die Reduktion der Hyperkapnie während der ersten 6 Monate nach Beatmungsbeginn. Diese Endpunkte wurden in beiden Studien in beiden Gruppen ohne signifikante Unterschiede erreicht. Damit wurde die Nicht-Unterlegenheit einer ambulanten Beatmungseinleitung gegenüber einer stationären Einleitung postuliert. Hinsichtlich der gesundheitsbezogenen Lebensqualität gab es ebenfalls keine Unterschiede. Der ambulante Beginn einer Beatmung wird mit einem Kostenvorteil von Euro 3.200 pro Fall beziffert.

8.2. Mengenproblematik – warum Beatmungskontrollen im ambulanten Setting?

Die in Kap. 8.2. gezeigten *Proof of Principle*-Untersuchungen sind für die künftige Entwicklung der außerklinischen Beatmungsmedizin höchst relevant. Die rasch zunehmende Zahl an außerklinisch beatmeten Patienten wird auch in Deutschland in naher Zukunft zu einem erheblichen Kapazitätsproblem für die versorgenden Kliniken führen. Darüber hinaus könnten ökonomische Argumente in den Vordergrund treten, sofern sich der mutmaßliche Kostenvorteil bei ambulanter Versorgung der Beatmungspatienten bestätigt.

Im Juni 2021 wurde erstmals eine Übersicht über die Häufigkeit von Neueinleitungen und von Kontrollen der außerklinischen invasiven und nicht-invasiven Beatmungstherapie in Deutschland vorgelegt [10]. Gegenüber dem Jahr 2008 hatten sich im Jahr 2019 die Fallzahlen einer Ersteinleitung mehr als verdoppelt. 2019 betrug die Inzidenz einer Ersteinleitung 21,6 Fälle pro 100.000 Einwohner, das entspricht 18.000 Fällen.

Die deutschlandweite Prävalenz beatmeter Patienten ist nicht bekannt. Betrachtet werden kann jedoch die Zahl von stationär durchgeführten Kontrollen einer bestehenden außerklinischen Beatmung. Diese stieg ebenfalls erheblich an, von knapp 20.000 im Jahr 2008 auf knapp 50.000 im Jahr 2019 (☞ Abb. 8.1). In dieser Größenordnung ist also die Zahl der jährlich stattfindenden, meist elektiven stationären Aufnahmen anzusiedeln, die zur Kontrolle der außerklinischen Beatmung verordnet werden. Mit diesen Zahlen wird das Kapazitätsproblem im stationären Bereich offensichtlich.

Wahrscheinlich sind viele der Kontrollpatienten klinisch stabil. Aus den stationär geführten Fällen gibt es keine Daten, wie häufig wesentliche Änderungen an einer laufenden Beatmung erforderlich sind. Indirekt kann aus den in Kap. 2. zitierten Daten einer primär ambulant organisierten Beatmungskontrolle abgelesen werden, dass die Mehrheit der Kontrollpatienten (64,6 %) stabil war und keiner wesentlichen Therapieänderung unter stationärer Behandlung bedurfte.

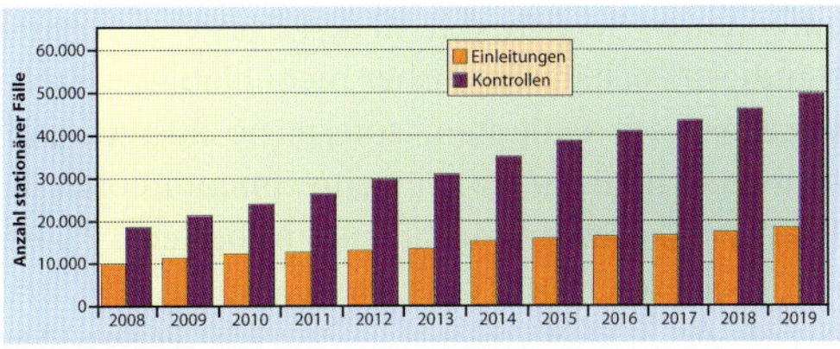

Abb. 8.1: Entwicklung der stationären Ersteinleitungen und Kontrollen einer außerklinischen Beatmung (invasiv/nicht-invasiv) in den Jahren 2008 bis 2019. Modifiziert nach [10].

Somit stellt sich die Frage nach alternativen Behandlungsoptionen. In Deutschland besteht eine relativ strikte Trennung zwischen stationärem und ambulantem Sektor. Deshalb ist die direkte Übertragung der Modelle aus den Niederlanden oder aus Großbritannien, wo krankenhausbasierte, spezialisierte Pflegekräfte auch in der Häuslichkeit des Patienten tätig werden, in der nächsten Zeit unwahrscheinlich. Sektorübergreifende Versorgungsmodelle wie die Ambulante Spezialfachärztliche Versorgung oder Lösungen über § 115 SGB V und § 116 SGB V sind für Beatmungspatienten aktuell nicht absehbar. Durch das Intensivpflege- und Rehabilitationsstärkungsgesetz (GKV-IPReG) [11] könnten sich sektorübergreifende Versorgungsstrukturen gründen, der Zeitpunkt der Umsetzung ist im Juli 2021 jedoch nicht absehbar.

Aus den oben dargelegten Kapazitätsüberlegungen ist zu erwarten, dass sich in den nächsten Jahren eine Verlagerung der turnusmäßigen Kontrolluntersuchungen in den ambulanten Bereich vollzieht. Dies wird ohne weiteres Zutun geschehen und sich alleine durch das Verhalten der Patienten zur Realisierung einer anstehenden Kontrolluntersuchung ergeben. Somit wird der ambulante pneumologische Bereich in den Lungenarztpraxen *nolens volens* mit der Situation konfrontiert sein, dass zunehmend Patienten innerhalb der meist ohnehin stattfindenden pneumologischen Kontrollen auch eine Beurteilung ihrer Beatmungssituation erwarten.

8.3. Spezielle Aspekte der NIV im ambulanten Bereich (Qualifikation, Mindeststandards, Qualitätssicherung, Limitationen)

Die Nachbetreuung von Patienten mit dauerhafter außerklinischer Beatmung ist in Deutschland im ambulanten Bereich, d.h. in den Praxen von selbständigen Fachärzten, bisher nicht etabliert. Zwar werden diese Patienten, sofern sie ausreichend Mobilität besitzen, um in eine pneumologische Praxis zu kommen, ambulant mitbetreut. Es ist jedoch anzunehmen, dass die Beatmung und ihre speziellen Aspekte bisher nicht im Fokus der Betreuung durch niedergelassene Pneumologen standen.

Orientierend an der verfügbaren wissenschaftlichen Evidenz soll in diesem Kapitel die Betrachtung auf Patienten eingeengt werden, die über eine mehrstündige Spontanatmungsfähigkeit verfügen und mittels NIV intermittierend beatmet werden. Darüber hinaus werden nur elektive oder ungeplante Beatmungskontrollen berücksichtigt, keine Neueinleitungen von Beatmungstherapien.

8.3.1. Qualifikation des ärztlichen Personals

Als Voraussetzung für die ambulante Betreuung von Beatmungs-Patienten wird eine Anerkennung als Facharzt für Innere Medizin und Pneumologie, Facharzt für Lungenheilkunde, Facharzt für pädiatrische Pneumologie, oder Facharzt für Anästhesie angesehen. Wenn besondere Expertise, z.B. die Zusatzbezeichnung Intensivmedizin oder beatmungsmedizinischen Qualifikationen und Erfahrungen bestehen, könnten auch Fachärzte für Neurologie, Hals-Nasen-Ohren-Heilkunde oder Fachärzte anderer Gebiete zur Beatmungsbetreuung in Frage kommen. Gefordert werden sollte eine absolvierte, mehrmonatige Tätigkeit in einer Beatmungs- oder Weaning-Einrichtung mit regelmäßiger Ersteinstellung von außerklinischer Beatmung und Weaning von Patienten mit schwerer respiratorischer Insuffizienz, sowie deren Verlaufskontrollen. Zusätzlich ist spezialisiertes, nicht-ärztliches Assistenzpersonal erforderlich.

Um dem rasanten Fortschritt in der Entwicklung von Masken, Beatmungsgeräten und Zubehör gerecht zu werden, sind regelmäßige Fortbildung und praktisches Training an Beatmungsgeräten und Maskensystemen zu empfehlen.

8.3.2. Mindeststandards für die technische Ausstattung der Praxis

Die technische Ausstattung der Praxis muss das in Kap. 8.4.2.1 genannte Assessment des Patienten erlauben. Insbesondere sind alle in Tab. 8.1 genannten Methoden erforderlich.

- Basis-Laboruntersuchung
- Lungenfunktion (Spirometrie, Bodyplethysmographie, Diffusionskapazität)
- Röntgenuntersuchung des Thorax
- Blutgasanalyse inkl. Laktatmessung
- Sauerstoffapplikationssystem
- standardisierte Belastungsuntersuchung (z.B. 6-Minuten-Gehtest)
- Kardiorespiratorische Polygraphie
- kontinuierliche Kapnographie

Tab. 8.1: Technische Mindestausstattung für die Betreuung von Beatmungspatienten.

8.3.3. Kooperationen/Versorgungsnetzwerke

Wie bereits oben dargestellt, eröffnet sich durch Pilotstudien die Perspektive, ambulante Beatmungspraxen zu gründen, die keine räumliche Anbindung an eine Klinik besitzen. Um den oftmals multimorbiden Patienten gerecht zu werden, sind Kooperationen mit allen anderen an der Versorgung des Patienten beteiligten medizinischen Professionen erforderlich. Essentiell ist eine enge Zusammenarbeit mit den Hausärzten der Patienten. Hier geht es nicht nur um den Austausch zu medizinischen Fragen, sondern auch um die Definition der Verantwortlichkeiten für die laufenden Therapien, einschließlich der Beatmung. Darüber hinaus bedarf es einer Festlegung über die Verordnung von Medikamenten, dem breiten Portfolio von Hilfsmitteln, ambulanter Pflege, Physiotherapie, Ergotherapie, Rehabilitationen und weiteren Maßnahmen.

In einer weiteren Ausbaustufe sind Versorgungsnetzwerke denkbar, in deren Zentrum das Dreieck von Beatmungsklinik, niedergelassenem Pneumologen, und Hausarzt stehen.

Weitere wichtige Netzwerkteilnehmer sind Fachärzte für Hals-Nasen-Ohren-Heilkunde, Neurologie, Kardiologie und Pädiater, falls Kinder oder Jugendliche behandelt werden.

Das Netzwerk sollte über eine(n) nach dem Curriculum der Deutschen Gesellschaft für Pneumologie und Beatmungsmedizin e.V. ausgebildete(n) Atmungstherapeutin/Atmungstherapeuten verfügen. Diese Berufsgruppe ist sehr rar, so dass zumindest eine speziell weitergebildete Medizinische Fachangestellte als Pneumologische Assistenz dem Netzwerk fest zugeordnet sein sollte.

Weitere wichtige Netzwerkteilnehmer sind speziell ausgebildete Fachpflegekräfte und Pflegedienste für ambulante Intensivpflege. Die außerklinische Pflege von Beatmungspatienten stellt besondere Anforderungen an die Pflegedienste. Details siehe in der aktuellen S2K-Leitlinie zur nicht-invasiven und invasiven Beatmung [3].Darüber hinaus sind Logopädie, Physiotherapie und Ergotherapie in die Versorgungsstrukturen für Beatmungspatienten einzubinden.

8.3.4. Qualitätssicherung

Neben den oben genannten personellen Qualifikationen und Mindeststandards ist die Orientierung an nationalen und internationalen Behandlungsstandards und Leitlinien zur Therapie von Patienten mit komplexen Grunderkrankungen und maschineller Beatmung erforderlich. Bereits mehrfach wurde die wissenschaftliche Leitlinie zur nicht-invasiven und invasiven Beatmung als Therapie der chronischen respiratorischen Insuffizienz genannt [3]. Dieses Dokument gibt vielfältige Handlungsanweisungen für die Praxis der Beatmungsmedizin und sollte als Grundlage für gemeinsames Handeln betrachtet werden.

Ein wesentliches Qualitätsmerkmal ist die strukturierte Dokumentation von Behandlungsergebnissen und physiologischen Parametern. Aufgrund der zahlreichen am Behandlungsprozess eines Patienten beteiligten Professionen ist ein rascher Austausch von Patientendaten unumgänglich. Hier entsteht ein sinnvolles Einsatzfeld für die ab Januar 2021 in Deutschland eingeführte elektronische Patientenakte (ePA) [12].

Durch die schnellen Entwicklungen in der (außerklinischen) Beatmung, sowohl in medizinischer als auch in technischer Hinsicht, sind regelmäßige Fortbildungen für Ärzte und nichtärztliches Personal erforderlich. Regelmäßige Treffen im Rahmen von Qualitätszirkeln können den fachlichen Austausch fördern.

8.3.5. Limitationen

Die Versorgung von Beatmungspatienten in der ärztlichen Praxis erfordert hohe zeitliche und personelle Ressourcen, um eine dauerhafte, sachgerechte und verantwortbare medizinische Führung der Patienten zu gewährleisten. Die zukünftige Bereitstellung dieser Ressourcen ist essentiell, denn die bisherige Honorierung für die ambulante Betreuung von Patienten in fortgeschrittenen Stadien ihrer Grunderkrankungen ist für eine zusätzliche beatmungsmedizinische Betreuung nicht kalkuliert und somit ohne Anpassung nicht auskömmlich.

Viele der in diesem Kapitel genannten Anforderungen und Aspekte zur Betreuung von Beatmungspatienten sind in der pneumologischen Praxis bislang nicht erprobt. Insbesondere die praktische Beatmungstherapie und die gleichzeitige Durchführung von komplexen physiologischen Messverfahren (z.B. transkutane Kapnographie) erfordert hohe Expertise von Ärzten und nichtärztlichen Professionen, und ein hohes Maß an kontinuierlicher Betreuung. Dies dürfte für die meisten Praxen ein Novum darstellen.

8.4. Praktische Durchführung der wiederholten Nachbetreuung

8.4.1. Kontrollintervalle

Die Intervalle der elektiven Kontrolluntersuchungen liegen in den verfügbaren Publikationen zwischen einigen Wochen und einem Jahr [13]. Aufgrund der zu erwartenden Eingewöhnungsprobleme in der Anfangszeit der außerklinischen Beatmung sollte die erste Kontrolluntersuchung innerhalb der ersten 4 bis 8 Wochen nach NIV-Einleitung geplant werden [14]. Insbesondere bei rascher Progredienz der zugrunde liegenden Erkrankung sind kürzere Kontrollintervalle erforderlich.

Der Umfang der Untersuchungen während einer Kontrolluntersuchung richtet sich nach dem Krankheitsstadium des Patienten und dessen Entwicklung in den letzten Monaten. Ein weiterer Faktor ist die Qualität der bisher erreichten Beatmungseinstellung. Die wichtigste Frage ist stets, ob das gewünschte Beatmungsziel noch erreicht wird.

8.4.2. Assessment des Patienten

Sowohl im stationären wie im ambulanten Bereich ist eine sorgfältige (Zwischen-)Anamnese ein Hauptkriterium für die Auswahl der physiologischen Messungen. Strukturierte Interviews erleichtern die Einschätzung des Patienten. Die Sicht des Patienten auf die laufende Beatmungstherapie spielt eine entscheidende Rolle. Begleiterkrankungen müssen frühzeitig erkannt werden, um den Patienten trotz suffizienter Beatmungstherapie einer adäquaten Weiterbehandlung zuführen zu können.

Folgende Aspekte sollten bei Patienten mit fortgeschrittener respiratorischer Insuffizienz besondere Beachtung finden:

- Zunahme der Dyspnoe, Zyanose
- Verlängerte Beatmungszeiten und kürzere Spontanatmungsphasen (bei intermittierender Beatmung)
- Zunahme der Sekretproduktion, erhöhte Absaugfrequenz
- verschlechterte körperliche Belastbarkeit
- Schlafstörungen (nächtliches Erwachen mit Dyspnoe, nicht erholsamer Schlaf, Tagesschläfrigkeit, Abgeschlagenheit bzw. Fatigue am Tage)
- Zeichen der CO_2-assoziierten Vasodilatation (Gefäßerweiterung der Konjunktiven, Beinödeme, morgendliche Kopfschmerzen)
- Depression, Angsterleben, Persönlichkeitsveränderungen
- gehäufte Gerätealarme

8.4.2.1. Klinische und apparative Untersuchungen

Neben der klinischen Untersuchung sollen anthrophometrische und kardiozirkulatorische Größen festgestellt werden. Durchgeführt werden sollen eine Basislaboruntersuchung, Lungenfunktion (Spirometrie, Bodyplethysmographie, Diffusionskapazität; sofern das durchführbar ist), eine Röntgenuntersuchung des Thorax und eine standardisierte Belastungsuntersuchung (z.B. 6-Minuten-Gehtest).

Essentiell sind Blutgasanalysen aus dem kapillarisierten oder arteriellen Blut unter laufender Beatmung. Bei Patienten mit Langzeitsauerstofftherapie sollen Blutgasmessungen mit zusätzlicher Applikation von Sauerstoff erfolgen, also exakt mit der in der Häuslichkeit stattfindenden Therapie.

Das Zeitintervall zwischen Beginn der Beatmung und der Gewinnung der Probe ist nicht standardisiert. In einer großen klinischen Studie zur Evaluation der Langzeit-NIV bei COPD wurden mindestens 60 Minuten Beatmung vor der ersten Blutgasmessung vorgesehen, um im *"steady state"* zu messen [2].

Die transkutane CO_2-Messung ($PtcCO_2$) während der mindestens einstündigen Beatmung kann bei ausgewählten Patienten notwendig werden, wenn nach Änderung von Beatmungsparametern nicht alleine aufgrund punktueller Blutgasmessungen über das weitere Vorgehen entschieden werden kann.

In Grenzfällen kann zur Bestätigung der Beatmungsindikation eine Blutgasmessung ohne Beatmung indiziert sein.

8.4.2.2. Beurteilung der Lebensqualität

Da es sich um Patienten im Endstadium ihrer Erkrankung handelt, steht der Erhalt von (gesundheitsbezogener) Lebensqualität im Vordergrund. Dazu müssen Informationen im ärztlichen Gespräch erhoben werden um sicherzustellen, dass die Behandlung den Wünschen und Vorstellungen des Patienten entspricht.

Ein strukturiertes Instrument zur Erfassung der gesundheitsbezogenen Lebensqualität für Patienten mit respiratorischer Insuffizienz steht in Form des SRI (*Severe Respiratory Insufficiency*)-Fragebogens zur Verfügung [15]. Dabei handelt es sich um einen hochspezifischen Patientenfragebogen zur Befindlichkeit bei schwerer respiratorischer Insuffizienz. Dieser Fragebogen ist für das genannte Patientenkollektiv validiert und inzwischen in 16 verschiedene Sprachen übersetzt worden.

Der Fragebogen enthält 49 Fragen (items) aus 7 Subskalen

- Atembeschwerden
- körperliche Rollenfunktion
- Begleitsymptome/Schlaf
- soziale Beziehungen
- krankheitsbezogene Ängste
- psychische Befindlichkeit
- soziale Rollenfunktion

und eine Summenskala.

Der Fragbogen ist auf der Internetseite der Deutschen Gesellschaft für Pneumologie und Beatmungsmedizin e.V. unter Beachtung der Copyright-Regelungen erhältlich [16].

Abhängig von der Grunderkrankung des Patienten können weitere krankheitsspezifische Fragebögen eingesetzt werden (z.B. *St. George's Respiratory Questionnaire* (SGRQ) für Patienten mit COPD [17]).

8.4.2.3. Interface und Beatmungsgerät

Bei nicht-invasiv beatmeten Patienten ist eine Maskenkontrolle und ggf. Maskenneuanpassung erforderlich.

Alle Komponenten des Beatmungsgerätes (Schlauch, Befeuchtereinheit, weiteres Zubehör) sollen einer Sichtkontrolle unterworfen werden. Alle weiteren verschleißabhängigen Teile müssen in den vom Hersteller vorgesehenen Intervallen erneuert werden. Für eine lückenlose Versorgung des Patienten ist eine enge Zusammenarbeit mit dem Lieferanten bzw. der beauftragten Firma der Kostenträger anzustreben. Die speziellen Anforderungen des Medizinprodukterechts sind zu berücksichtigen [18].

Zur erweiterten Anamnese gehören Informationen aus dem Datenspeicher des Beatmungsgerätes. Die Übereinstimmung der eingestellten Beatmungsparameter mit den ärztlich verordneten Werten muss regelmäßig kontrolliert werden. Entgegen der häufigen Erwartung von Ärzten gibt es hier immer wieder Diskrepanzen, deren Ursache erfahrungsgemäß häufig nicht aufklärbar sind.

Der einfachste Parameter, der vom Beatmungsgerät gemessen wird, sind die Gesamtatmungsstunden bzw. die durchschnittlichen täglichen Nutzungsstunden. Diese Angaben können direkt am Gerät abgelesen werden. Die Nutzungsstunden sind ein Indikator für die Adhärenz des Patienten. Damit wird die "Dosis" der stattgehabten Beatmungstherapie in den vergangenen Wochen/Monaten abschätzbar.

Moderne Respiratoren für die außerklinische Langzeitbeatmung erlauben die Aufzeichnung von zahlreichen weiteren gemessenen bzw. über Algorithmen errechneten Parametern. Wichtige Parameter, die Einfluss auf die Gesamt-Beurteilung der Therapie haben können, sind u.a.

- applizierte Beatmungsdrucke
- Atemfrequenz, Tidalvolumen, Atemminutenvolumen/alveoläre Ventilation
- Leckagen (bei nicht-invasiver Beatmung)
- Hypopnoen, Apnoen und weitere pathologische respiratorische Ereignisse
- Mitteilungen aus dem Fehlerspeicher des Geräts (sofern diese über den Arztzugang einsehbar sind).

Diese können im Langzeitverlauf dargestellt werden. Dazu dienen die Displays der Geräte, und, meist übersichtlicher, eine graphische Darstellung des Beatmungsverlaufs über telemedizinische Anwendungen. Dabei handelt es sich um internetbasierte Datenbanken, die über mobile Datenverbindungen (Mobilfunknetz) mit den Daten aus den Therapiegeräten gespeist werden.

Mit der gleichen Technik sind auch per Fernzugriff Änderungen der Beatmungseinstellungen über das Internet möglich. Diese Option könnte vom Behandlerteam genutzt werden, wenn der Patient in der Häuslichkeit eine Änderung der Therapie benötigt.

8.4.2.4. Auswahl der Versorgungsebene zur weiteren Versorgung

Mit den oben genannten Untersuchungen kann abgeschätzt werden, ob die Kontrolluntersuchung alleine im ambulanten Setting abgeschlossen werden kann, oder ob eine ausführlichere, stationäre Überwachung und Therapiemodifikation erforderlich ist. Dafür wurden im Pilotprojekt von Schwarz et al. [9] Major- und Minorkriterien vorgeschlagen, aus denen die Dringlichkeit für eine stationäre Aufnahme hervorgeht (☞ Tab. 8.2).

Neben dem Zutreffen von mindestens einem Majorkriterium ist eine sofortige stationäre Aufnahme erforderlich, wenn an der Maske oder den Beatmungsgerät(en) schwerwiegende Defekte oder Dysfunktionen festgestellt werden, die eine Gefährdung des Patienten verursachen könnten. Auch bei Feststellung einer unzureichenden medizinischen oder pflegerischen Versorgung, oder bei einer sonstigen Mangelsituation in der Häuslichkeit des Patienten kann eine stationäre Aufnahme angezeigt sein.

Majorkriterien	Handlungsanweisung
• akute Exazerbation der Grunderkrankung • pH <7,35 • $PaCO_2$ ≥55 mmHg	• sofortige Hospitalisierung, wenn mindestens 1 Kriterium zutrifft
Minorkriterien	**Handlungsanweisung**
• zunehmende respiratorische Symptomatik • technische Probleme mit Maske oder Gerät, ohne unmittelbare Gefährdung des Therapieerfolgs • unzureichende Adhärenz, ≥4 h pro Tag • $PaCO_2$ 50-54 mmHg	• Erweitertes ambulantes Monitoring, wenn 1 Kriterium zutrifft • Hospitalisierung kurzfristig, wenn mindestens 2 Kriterien zutreffen

Tab. 8.2: Major- und Minorkriterien für die Auswahl der Versorgungsebene. Modifiziert nach [9].

8.4.2.5. Prozedere

Neben den bisherigen wissenschaftlichen Erkenntnissen ist die Begleitung der ambulanten Versorgung von langzeitbeatmeten Patienten durch klinische Studien zu fordern. Mittelfristig muss damit ein standardisiertes Prozedere für die Überwachung definiert werden, um nicht nur medizinischen und ethischen Aspekten Rechnung zu tragen, sondern auch den ökonomischen Stellenwert der ambulanten Versorgung darstellen zu können.

Wenn die ambulante, beatmungsspezifische Betreuung der o.g. Patienten zwar im Rahmen von erweiterten Pilotprojekten, jedoch nur mit limitierter Erfahrung des Behandlerteams erfolgt, ist die Evaluation des Patienten und die Auswahl der Weiterversorgung unter besonderer Beachtung der Patientensicherheit zu sehen. Im Zweifelsfall soll niederschwellig auf die etablierten (stationären) Versorgungsstrukturen zurückgegriffen werden.

8.4.3. Langfristige Patientenführung

Neben den oben beschriebenen klassischen ambulanten Kontrolluntersuchungen sind auch weitere Versorgungsoptionen zu prüfen. Ein vergleichsweise niederschwelliger Kontakt zum Patienten ist die telemedizinisch gestützte Betreuung in Form einer Videosprechstunde. Mit den meist vorhandenen Kommunikationsmitteln ist ein Austausch über Bild und Ton möglich, und zwar weitgehend unabhängig vom Aufenthaltsort des Behandlers und des Patienten. Die Internetseiten der Kassenärztlichen Bundesvereinigung [19] listen inzwischen zahlreiche zertifizierte Videoanbieter auf.

Darüber hinaus sind Schulungsangebote für Patienten, wie auch für (pflegende) Angehörige zu entwickeln. Ähnlich wie bei *Disease Management*-Programmen könnte die Vermittlung von Hintergrundinformationen chronisch kranken Menschen helfen, ihre Behandlung gut informiert und aktiv mitzubestimmen und Wege zu finden, so gut wie möglich mit ihrer Erkrankung zu leben.

8.5. Ausblick

Pneumologische Praxen werden wahrscheinlich bereits in naher Zukunft gehäuft mit Patienten konfrontiert werden, die mit dauerhafter außerklinischer Beatmung therapiert werden. Diese Patienten werden mitunter bereits heute betreut, jedoch meist nur aus pneumologischer Perspektive, und nicht zu beatmungsmedizinischen Aspekten. Letzteres war den stationären Beatmungszentren vorbehalten. Bislang waren die Kapazitäten der Beatmungszentren für elektive Kontrollen ausreichend. Mit zunehmender Zahl von dauerhaft beatmeten Patienten kommt die stationäre Versorgung an Grenzen, und die Patienten werden auf alternative medizinische Kontrolloptionen ausweichen.

Wie oben dargelegt, übersteigen die Anforderungen bei der Kontrolle eines Patienten mit dauerhafter außerklinischer Beatmung den Aufwand einer Praxis für einen"pneumologischen Routinepatienten" bei weitem. Neue Qualifikationen sind für Ärzte und nichtärztliches Personal erforderlich. Umfangreiche personelle und materielle Ressourcen müssen vorgehalten werden. Dies hat für die Arztpraxis, genau so wie für den stationären Sektor, erhebliche ökonomische Konsequenzen. Nur wenn eine adäquate Honorierung für dieses Patientenkollektiv in Aussicht steht, kann erwartet werden, dass Arztpraxen, die als selbstständige wirtschaftliche Unternehmen handeln, sich zum ambulanten Beatmungszentrum entwickeln.

8.6. Literatur

1. Murphy PB, Rehal S, Arbane G, Bourke S, Calverley PMA, Crook AM, Dowson L, Duffy N, Gibson GJ, Hughes PD, Hurst JR, Lewis KE, Mukherjee R, Nickol A, Oscroft N, Patout M, Pepperell J, Smith I, Stradling JR, Wedzicha JA, Polkey MI, Elliott MW, Hart N. Effect of home noninvasive ventilation with oxygen therapy vs oxygen therapy alone on hospital readmission or death after an acute COPD exacerbation: A randomized clinical trial. JAMA 2017;6:2177-2186.

2. Köhnlein T, Windisch W, Köhler D, Drabik A, Geiseler J, Hartl S, Karg O, Laier-Groeneveld G, Nava S, Schönhofer B, Schucher B, Wegscheider K, Criée CP, Welte T. Non-invasive positive pressure ventilation for the treatment of severe stable chronic obstructive pulmonary disease: a prospective, multicentre, randomised, controlled clinical trial. Lancet RespirMed 2014;2:698-705.

3. Schönhofer B, Geiseler J, Dellweg D, Fuchs H, Moerer O, Weber-Carstens S, Westhoff M, Windisch W, Hirschfeld-Araujo J, Janssens U, Rollnik J, Rosseau S, Schreiter D, Sitter H; Prolongiertes Weaning - S2k-Leitlinie herausgegeben von der Deutschen Gesellschaft für Pneumologie und Beatmungsmedizin e.V. Pneumologie 2019;73:723-814.

4. Windisch W, Dreher M, Geiseler J, Siemon K, Brambring J, Dellweg D, Grolle B,Hirschfeld S, Köhnlein T, Mellies U, Rosseau S, Schönhofer B, Schucher B, SchützA, Sitter H, Stieglitz S, Storre J, Winterholler M, Young P, Walterspacher S; für die Leitliniengruppe. S2k-Leitlinie: Nichtinvasive und invasive Beatmung als Therapie der chronischen respiratorischen Insuffizienz –Revision 2017. Pneumologie 2017;71:722-795.

5. Kohlenberg A, Schwab F, Behnke M, Geffers C, Gastmeier P. Pneumonia associated with invasive and noninvasive ventilation: an analysis of the German nosocomial infection surveillance system database. Intensive Care Med 2010;36:971-978.

6. Chatwin M, Nickol AH, Morrell MJ, Polkey MI, Simonds AK.Randomised trial of inpatient versus outpatient initiation of home mechanical ventilation in patients with nocturnal hypoventilation.Respir Med 2008; 102:1528-35.

7. Van den Beiggelaar, RJM, Hazaenberg A, Cobben NAM et al. A randomized trial of initiation of chronic noninvasive mechanical ventilation at home vs in-hospital in patients with neuromuscular disease and thoracic cage disorder: The Dutch Homerun Trial. Chest 2020;158:2493-2501.

8. Duiverman ML, Vonk JM, Bladder G, van Melle JP, Nieuwenhuis J, Hazenberg A, Kerstjens HAM, van Boven JFM, Wijkstra PJ. Home initiation of chronic non-invasive ventilation in COPD patients with chronic hypercapnic respiratory failure: a randomised controlled trial. Thorax 2020;75:244-252.

9. Schwarz SB, Callegari J, Hamm C, Windisch W, Magnet FS. Is outpatient control of long-term non-invasive ventilation feasible in chronic obstructive pulmonary-disease patients? Respiration 2018;95:154-160.

10. Schwarz SB, Wollsching-Strobel M, Majorski DS, Magnet FS, Mathes T, Windisch W. Invasive und nicht-invasive außerklinische Beatmung in Deutschland. Eine rasante Entwicklung mit großen regionalen Unterschieden. Pneumologie, online seit 2021 Jun 25.

11. https://www.bundesgesundheitsministerium.de/intensivpflegegesetz.html

12. https://gesund.bund.de/die-elektronische-patientenakte

13. Fiorenza D, Vitacca M, Clini E. Hospital monitoring, setting and training for home non invasive ventilation. Monaldi Arch Chest Dis 2003;59:119-122.

14. Farre R, Lloyd-Owen SJ, Ambrosino N, Donaldson G, Escarrabill J, Fauroux B, Robert D, Schoenhofer B, Simonds A, Wedzicha JA. Quality control of equipment in home mechanical ventilation: a European survey. Eur-Respir J 2005 ;26:86-94.

15. Windisch W, Freidel K, Schucher B, Baumann H, Wiebel M, Matthys H, Petermann F. The Severe Respiratory Insufficiency (SRI) Questionnaire: a specific measure of health-related quality of life in patients receiving home mechanical ventilation. J Clin Epidemiol 2003;56: 752-759.

16. https://www.pneumologie.de/aktuelles-service/patienteninformation/patienten-fragebogen-zur-befindlichkeit-bei-schwerer-respiratorischer-insuffizienz/?L=0%27A%3D0

17. Jones PW, Quirk FH, Baveystock CM. The St George's Respiratory Questionnaire. Respir Med 1991; 85 Suppl B:25-37.

18. https://www.tuev-nord.de/de/unternehmen/bildung/wissen-kompakt/medizinprodukteverordnung/

19. https://www.kbv.de/html/videosprechstunde.php

9. Ethische und psychosoziale Aspekte in der Beatmungsmedizin

Eine außerklinische Beatmung stellt die Betroffenen immer vor neue Herausforderungen. Zwar bessern sich durch diese Behandlung sehr oft die Symptome der Hypoventilation und ermöglichen den Betroffenen, am sozialen Leben wieder vermehrt teilzunehmen und auch ggf. wieder an den Arbeitsplatz zurückzukehren, und führen vor allem bei neuromuskulären Erkrankungen und thorakal-restriktiven Erkrankungen, aber ebenso beim Obesitas-Hypoventilation und auch der chronisch obstruktiven Lungenerkrankung (COPD), zu einer Lebensverlängerung. Somit ergibt sich hier auch die Chance, dass während der verlängerten Lebenszeit neue Therapien entwickelt werden können, die z.B. bei bisher nicht heilbaren neuromuskulären Erkrankungen, aber auch bei der COPD einen zusätzlichen therapeutischen Benefit haben können. Dennoch kann die Verlängerung des Überlebens auch mit einer von den Betroffenen empfundenen schlechten Lebensqualität einhergehen – sei es durch die Abhängigkeit von Medizintechnik und Pflege, die in der Regel nicht nur von der Familie der Betroffenen geleistet werden kann. Auch das Erleben der zunehmenden Symptome bei fortschreitenden Erkrankungen kann bei den Betroffenen, aber auch der Familie und nicht zuletzt bei den Pflegenden zu erheblichen psychischen Belastungen bis hin zu schweren Depressionen führen. Auch der Aspekt des in Deutschland aktuell vorhandenen Mangels an Pflegekräften, der nach Prognosen in den nächsten 10 Jahren noch deutlich zunehmen wird und die hohen Kosten einer außerklinischen Intensivpflege sind zusätzliche Aspekte, die bei der außerklinischen Beatmung bedacht werden müssen, wobei ökonomische Aspekte alleine entscheidend sein dürfen.

Im Folgenden werden ethische und psychosoziale Aspekte der außerklinischen Beatmung behandelt, wobei sie sich vor allem auf die Patientengruppen, die diese Beatmungstherapie nicht selbständig durchführen können und damit von fremder Hilfe abhängig sind, beziehen.

9.1. Ethische Aspekte der außerklinischen invasiven Beatmung

9.2. Indikation zur Beatmung

Bei der zunehmenden Anzahl der oft älteren Patienten, die z.B. nach *Weaning*-Versagen invasiv außerklinisch beatmet werden, stellen sich den Ärzten, die diese Therapie einleiten, ethische Fragen: Inwieweit ist eine Beatmung und Abhängigkeit von anderen Personen von den Betroffenen gewünscht und sind die Ziele des Patienten durch diese Therapie realistisch zu erreichen? Wie ist die Lebensqualität mit Beatmung, wie soll im Falle einer Verschlechterung des Gesundheitszustands verfahren werden?

Eine zulässige Behandlungsmaßnahme muss 2 Voraussetzungenerfüllen [nach 1]:

- Für den Beginn oder die Fortführung der Behandlung besteht nach Einschätzung der behandelnden Ärzte eine medizinische Indikation.
- Die Durchführung entspricht dem Patientenwillen.

Wenn bei einer geplanten Behandlung, in diesem Fall die Einleitung einer außerklinischen Beatmung, beide Fragen mit Ja beantwortet werden, muss die Behandlung eingeleitet und fortgeführt werden. Liegt eine der beiden Voraussetzungen nicht vor, ist eine Therapiezieländerung und Begrenzung der Therapie nicht nur erlaubt, sondern sogar geboten [2].

Bei elektiver Einleitung einer invasiven außerklinischen Beatmung, meist bei progredienten neuromuskulären Erkrankungen, ist eine Zustimmung des Patienten bzw. dessen gesetzlichen Vertreters alleine wegen des für die Tracheotomie notwendigen chirurgischen Eingriffs immer Voraussetzung [3]. Anders sieht die Situation häufig bei Überleitung eines Patienten nach erfolglosem prolongierten Weaning in die außerklinische invasive Beatmung aus: hier sind viele Patienten häufig älter und leiden unter vielen Komorbiditäten. Zudem liegen gerade im Bereich der neurologisch-neurochirurgischen Frührehabilitation nach Hirnblutungen, großen Schlaganfällen, traumatischen Hirnschäden oder nach Reanimation mit deutlichem hypoxischen Hirnschaden erhebliche kognitive und kommunikative Defizite vor, so dass von einer bewussten Entscheidung für eine außerklinische Beatmung nicht primär ausgegangen werden kann. Somit sind hier von den Ärzten neben der medizinischen Indikation auch ethische Aspekte und der (mutmaßliche) Patientenwille nach umfassender Aufklärung zu berücksichtigen [4]. Wünschen Patienten oder gesetzliche Vertreter trotz einer schlechten Prognose z. B. bei terminaler COPD, aber auch schwerer irreversibler Hirnschädigung, eine invasive außerklinische Beatmung, so ist zumindest das Vorgehen bei einer zu erwartenden Komplikation zu besprechen *(advanced directive)*. Gegebenenfalls sollten außerklinisch betreuenden Ärzte eingebunden werden, z.B. in Form einer spezialisierten ambulanten Palliativversorgung, um vom Patienten nicht gewünschte bzw. medizinisch nicht indizierte häufige Krankenhauseinweisungen zu vermeiden.

9.2.1. Beendigung einer außerklinischen Beatmung

Nach geltender Rechtsprechung des Bundesgerichtshofs ist die Beendigung der nicht-invasiven oder invasiven Beatmung nicht als aktive Sterbehilfe zu klassifizieren, sondern bei infauster Prognose oder auf ausdrücklichen Wunsch des Patienten, der sein Selbstbestimmungsrecht wahrnimmt, als Therapiebegrenzung nicht nur nicht verboten, sondern aus medizinischen und ethischen Gesichtspunkten sogar geboten.

▶ Wie kann eine bereits eingeleitete außerklinische Beatmung beendet werden?

Bei der nicht-invasiven Beatmung stellt sich die Problematik bei einem Patienten, der sich die Maske selbst auf- und absetzen kann, nicht – hier entscheidet der Patient für sich selbst, die Beatmung zu beenden und ggf. nicht wiederaufzunehmen. Im Falle von neuromuskulären Erkrankungen mit Abhängigkeit von Pflege für die Beatmung sieht es anders aus: hier ist eine aktive Tätigkeit entweder des Arztes bei der Diskonnektion vom Beatmungsgerät oder eine aktive Nicht-Wiederaufnahme der Beatmung nach einer Phase der Spontanatmung notwendig. Gleiches gilt viel mehr für invasiv beatmete Patienten.

Wichtig hierbei ist es für den Arzt nach geltender Rechtsprechung, dass eine Patientenverfügung verbindlich schriftlich vorliegt, die auf die aktuelle Lebens- und Behandlungssituation zutrifft, ohne Anhaltspunkte für eine zwischenzeitliche Änderung des Patientenwillens [5]. Gleiches gilt, wenn der Patient primär einer invasiven außerklinischen Beatmung zugestimmt hat, sich aber seine Lebensqualität aufgrund der progredienten zugrundeliegenden Erkrankung verschlechtert und somit die Fortführung der Beatmung nicht mehr mit den Zielen des Patienten übereinstimmt.

Die Beatmung selbst kann dabei abrupt beendet werden, langsam im Umfang reduziert werden oder nach einer Spontanatmungsphase nicht wiederaufgenommen werden. Für Einzelheiten sei auf das Kapitel 7 der Leitlinie Prolongiertes Weaning [1] verwiesen. Eine retrospektive Analyse der elektiven Beendigung der Beatmung bei neun ALS-Patienten beschreibt die Wichtigkeit der ausreichenden Gabe von Anxiolytika und Medikamenten gegen Atemnot in der Phase der Einstellung der Beatmungstherapie [6]: Entweder wurde eine intensivierte Symptomkontrolle mit Benzodiazepinen und Morphin sowie hochdosierter Sauerstoffgabe durchgeführt, oder es wurde mit den gleichen Medikamenten eine Sedierung mit dem Ziel einer tiefen quantitativen Bewusstseinsstörung ohne Erweckbarkeit eingeleitet. Bevorzugt wurde zweiteres Verfahren bei nicht vorhandener Spontanatmung verwendet, um die bei Diskonnektion vom Beatmungsgerät zu erwartende Dyspnoe zu unterdrücken. Die Zeit der intensivierten Symptomkontrolle bzw. der tiefen Sedierung bis zum Tod des Patienten betrug bis zu 28 Stunden (intensivierte Symptomkontrolle) bzw. 80 Minuten (tiefe Sedierung). Insbesondere bei der tiefen Sedierung war teilweise die Gabe von 220 mg Morphin intravenös verabreicht über 80 Minuten zur Symptomkontrolle notwendig. Wichtig ist, die Angehörigen bei einem derartigen Vorgehen über mögliche Symptome während des Sterbeprozesses aufzuklären (z.B. hypoxische Myoklonien, Zyanose, Todesrasseln) und ihnen eine Anwesenheit beim Sterbeprozess anzubieten, diese aber nicht einzufordern. Eine ärztliche und pflegerische Begleitung in dieser Phase ist unabdingbar, um auf ggf. auftretende Symptome wie Angst oder Atemnot umgehend reagieren zu können.

9.3. Psychosoziale Belastung von Patienten, Angehörigen und Pflegekräften durch außerklinische Beatmung

Eine Verlängerung des Lebens durch die Beatmungstherapie als ein Ziel der außerklinischen Beatmung gilt vornehmlich für die sich selbst versorgenden Patienten, die eine intermittierende nächtliche Maskenbeatmung verwenden, aber auch für rollstuhlpflichtige Patienten mit neuromuskulären Erkrankungen, deren Teilhabe am sozialen Leben durch Assistenten bzw. Pflegepersonal aber auch Familienangehörige sichergestellt wird.

Allerdings bedeutet die Beatmung (invasiv oder nicht-invasiv bei einigen Krankheitsbildern, s.u.) nicht nur eine Abhängigkeit von Medizintechnik, sondern auch von einer mehr oder weniger intensiven pflegerischen Betreuung, die die Autonomie des Patienten zusätzlich zu der zugrundeliegenden Erkrankung einschränken kann. Beispielhaft seien hier Beatmung bei Kindern (nicht-invasiv oder invasiv), bei neuromuskulären Erkrankungen mit Unfähigkeit, die Maske selber anzulegen bzw. abzunehmen oder Unfähigkeit, das Beatmungsgerät zu bedienen, oder auch Beatmung bei geriatrischen Patienten genannt.

Hieraus können sich erhebliche Einschränkungen der Lebensqualität sowohl für die Patienten selbst, aber auch für Familienangehörige und Pflegepersonen ergeben. Zudem stellen sich bei der zunehmenden Anzahl der oft älteren Patienten, die z.B. nach Weaning-Versagen invasiv außerklinisch beatmet werden, auch ethische Fragen: Inwieweit ist eine Beatmung und Abhängigkeit von anderen Personen von den Betroffenen gewünscht? Wie ist die Lebensqualität mit Beatmung, wie soll im Falle einer Verschlechterung des Gesundheitszustands verfahren werden?

9.3.1. Lebensqualität mit Beatmung

▶ Mit nicht-invasiver Beatmung

Die gesundheitsbezogene Lebensqualität durch nicht-invasive Beatmung wird im Allgemeinen als gebessert im Vergleich zur Lebensphase vor Einleitung der Beatmungstherapie beschrieben. So konnten Windisch und Mitarbeiter [7] mit dem speziell für chronisch respiratorisch insuffiziente Patienten entwickelten Fragebogen SRI (*Severe Respiratory Insufficiency Questionnaire*) bereits einen Monat nach Einleitung der Beatmung für alle drei Krankheitsentitäten – COPD, neuromuskuläre und thorakal-restriktive Erkrankungen eine signifikante Verbesserung der gesundheitsbezogenen Lebensqualität (HRQoL) zeigen. Eine neuere Arbeit aus Norwegen mit 112 Patienten mit außerklinischer Beatmung zeigte zudem eine Assoziation zwischen dem Summenscore des SRI zu Beginn der Studie und der Mortalität in den folgenden 6 Jahren, ebenso für einige Subscores des SRI, neben anderen Faktoren wie z. B. Grunderkrankung (Mortalität bei COPD nach 6 Jahren 75 %, bei thorakal-restriktiven Erkrankungen 25 %) [8].

▶ Mit invasiver Beatmung

Zur Lebensqualität bei invasiver außerklinischer Beatmung existieren nur wenige Untersuchungen, meist Fallbeispiele.

Die umfangreichste Untersuchung wurde von Huttmann und Mitarbeitern 2018 publiziert [9]. Hierzu wurden 25 Patienten, die mindestens zwei Monate invasiv außerklinisch beatmet wurden, mittels Erhebung spezifischer Aspekte des täglichen Lebens, Selbsteinschätzung bezüglich dieser Aspekte, des Fragebogens SRI und mittels eines offenen Interviews über ihre Lebensqualität befragt. Zudem wurde den Patienten die Frage gestellt, ob sie in Kenntnis der aktuellen Situation sich retrospektiv noch einmal für diese Therapieform entscheiden würden. Die Ergebnisse zeigen, dass bei einem großen Teil der erfolglos geweanten und im Folgenden außerklinisch invasiv beatmeten Patienten die Lebensqualität erheblich eingeschränkt ist: so gaben z. B. knapp 86 % der Patienten mit COPD eine Unzufriedenheit mit ihrer Mobilität an, während der Prozentsatz bei neuromuskulären Erkrankungen nur bei 45 % lag. Des Weiteren gaben 43 % der Patienten mit COPD, aber nur 18 % der Patienten mit neuromuskulären Erkrankungen an, in Kenntnis der aktuellen Situation eine Tracheotomie retrospektiv abzulehnen.

Diese Ergebnisse sind aufgrund der kleinen Patientenzahl und der Schwere der Erkrankung – die Ein-Jahres-Mortalität in dieser Kohorte betrug 28 % – sicherlich nicht auf die Gesamtgruppe der außerklinisch invasiv beatmeten Patienten zu übertragen, unterstreichen aber, wie wichtig es ist, mit den Patienten vor Einleitung einer außerklinischen invasiven Beatmung offen und ehrlich über Vor-

und Nachteile dieser Lebensform zu informieren, und diese Behandlung nur mit Zustimmung des Patienten bzw. seines Betreuers zu initiieren.

9.4. Aspekte bei Angehörigen und Pflegenden bei außerklinischer invasiver Beatmung

Die Daten zur Lebensqualität von Angehörigen bzw. Pflegepersonen von außerklinisch invasiv beatmeten Patienten stammen meist aus dem pädiatrischen Bereich: hier zeigen sich gerade bei häuslicher Versorgung positive Effekte im Hinblick auf die Möglichkeit, das Familienleben fortzuführen, allerdings stellt die Notwendigkeit einer ständigen Pflege, u.U. auch die ständige Anwesenheit von Pflegepersonen, auch eine erhebliche sowohl körperliche als auch psychische Belastung dar. Häufig resultieren soziale Isolation, aber auch finanzielle Belastungen, die Ängste (z.B. vor dem eigenen Versagen, um das Leben des Angehörigen) und auch depressive Verstimmungen auslösen oder verstärken können. Eine ausreichende soziale, finanzielle aber auch psychologische Unterstützung der Familienangehörigen, aber auch der Pflegenden, ist auch mehr als 10 Jahre nach Publikation des HTA-Berichts [10] nicht flächendeckend umgesetzt. Auch in anderen Ländern bestehen wie in Deutschland vergleichbare Probleme: so ergab eine Untersuchung bei 21 kanadischen Eltern von invasiv heimbeatmeten Familienangehörigen vor allem Probleme der Überforderung durch die Pflege, Einschränkungen des eigenen Lebens mit negativen Auswirkungen auf die eigene physische und mentale Gesundheit, sowie finanzielle Probleme, um professionelle Unterstützung bezahlen zu können [11]. Im Gegensatz dazu stehen die Ergebnisse einer Fragebogen-Untersuchung bei 43 Familien mit Kindern mit neuromuskulären Erkrankungen, wobei 18 Familien invasiv oder nicht-invasiv beatmete Kinder bzw. Jugendliche im Alter <21 Jahre betreuten (41,9 %), 25 Familien (59,1 %) Kinder mit neuromuskulären Erkrankungen, aber ohne Beatmung betreuten [12]. Es zeigte sich bei allen Eltern und Kindern eine eingeschränkte Lebensqualität, allerdings ergab ein Gruppenvergleich keinen Einfluss der Abhängigkeit vom Beatmungsgerät inkl. erhöhtem Pflegeaufwand auf die wahrgenommene Lebensqualität.

Beatmung im außerklinischen Bereich darf nur mit Zustimmung von Patienten oder Vorsorgebevollmächtigten durchgeführt werden. Für die Einleitung einer Beatmung, insbesondere einer außerklinischen invasiven Beatmung, sind neben dem Einverständnis auch eine an erreichbare Ziele gekoppelte Indikation und auch ethische Aspekte wichtig. Mit Blick auf die teilweise schlechte Lebensqualität der betroffenen Patienten, aber auch der möglichen negativen Folgen für Familienangehörige und Betreuer, ist eine umfangreiche offene und ehrliche Aufklärung unter Berücksichtigung ethischer Aspekte absolute Voraussetzung.

9.5. Literatur

1. Schönhofer B, Köhler D, Kutzer K. Ethische Betrachtungen zur Beatmungsmedizin unter besonderer Berücksichtigung des Lebensendes, Pneumologie 2006;60: 408-418.

2. Schäfer L, Dorschner S. "Für mich ist Lebensqualität, selbständig handeln zu können..." Wie erleben COPD-Patienten ihre Heimbeatmung? Pflege 2005;18:159-168.

3. Schucher B, Hein H, Magnussen H. Akzeptanzraten und Langzeitergebnisse der Heimbeatmung bei verschiedenen Erkrankungen, Med Klein 1999;94:Sondernr. 1:22-26.

4. Golin CE, Wenger NS, Liu H et al. A prospective study of patient-physician communication about resuscitation, Journal of the American Geriatrics Society 2000;48: 52-60.

5. Volkenandt M, Borasio GD, Atzpodien J. Überlegungen zur ärztlichen Aufklärung von Patienten mit unaufhaltsam progredienten Erkrankungen. Zeitschrift für medizinische Ethik 1995;41:117-128.

6. Borasio GD, Voltz R. Aufklärung und Palliativmedizin in der Neurologie am Beispiel der amyotrophen Lateralsklerose, Internist 2000;41:627-632.

7. Erbguth FJ. Ethische und juristische Aspekte der intensivmedizinischen Behandlung bei chronisch progredienten neuromuskulären Erkrankungen, Intensivmedizin 2003;40:646-657.

8. Dörner K. Der gute Arzt. Lehrbuch der ärztlichen Grundhaltung, 2000, Schattauer.

9. Eibach U, Schäfer K. Patientenautonomie und Patientenwünsche, Medizinrecht 2001;1:21-28.

10. Marckmann G. Lebensverlängerung um jeden Preis? Ethische Entscheidungskonflikte bei der passiven Sterbehilfe. Ärzteblatt Baden-Württemberg 2004;59(9):379-82.

11. Vetter P, Marckmann G. Gesetzliche Regelung der Patientenverfügung: Was ändert sich für die Praxis? Ärzteblatt Baden-Württemberg 2009;64(9):370-374.

12. Thöns M, Marckmann G, Kutzer K, Zenz M. Ende einer Heimbeatmung. Rechtlliche, ethische und palliativmedizinische Aspekte, MMW-Fortschritte der Medizin Originalien Nr. III 2008;150:123-127.

13. Randerath W, Lorenz J, Windisch W, Criée CP, Karg O, Köhler D, Laier-Grönefeld, Pfeifer M, Schönhofer B, Teschler H, Vogelmeier C. Betreuung von Patienten mit maschineller Beatmung unter häuslichen und heimpflegerischen Bedingungen. Stellungnahme der Deutschen Gesellschaft für Pneumologie und Beatmungsmedizin e.V. (DGP) und der Arbeitsgemeinschaft für Heimbeatmung und Respiratorenentwöhnung e.V., Pneumologie 2008;62:305-308.

14. Marckmann G. Patientenverfügungen. Vorsorge für das Ende des Lebens, Ärzteblatt Baden-Württemberg 2005;60(8):332-336.

15. Garrett DM, Harris R, Patrick DL. Stability of choices about life-sustaining treatments. Annals of Internal Medicine 1994;120:567-573.

16. Emanuel LL, Emanuel EJ, Stoeckle JD, Hummel LR, Barry MJ. Advance directives. Stability of patients' treatment choices, Archives of Internal Medicine 1994;154: 209-217.

10. Sozialrechtliche Aspekte der außerklinischen Beatmung

10.1. Einführung, Hintergründe und Rahmenbedingungen

Die Ausgestaltung einer außerklinischen Langzeitbeatmung im häuslichen Bereich setzt eine optimale Zusammenarbeit zwischen dem Beatmungszentrum und der ambulanten ärztlichen und pflegerischen Versorgungsebene einschließlich der Bereitstellung der notwendigen technischen Hilfsmittel und Materialien voraus. Sie schließt in der Planung und der Realisierung Mitarbeiter der Krankenkassen als Kostenträger und regelmäßig auch ärztliche Gutachter der Medizinischen Dienste zu Beratung und sozialmedizinischer Kommentierung mit ein.

Die Versicherten der gesetzlichen Krankenversicherung haben gemäß § 11 des fünften Sozialgesetzbuches (SGB V) einen Anspruch auf ein umfassendes Versorgungsmanagement insbesondere zur Lösung von Problemen beim Übergang in die verschiedenen Versorgungsbereiche, z.B. von der stationären in die ambulante Versorgung. Das Versorgungsmanagement, gelegentlich auch als Überleit- oder Schnittstellenmanagement bezeichnet, umfasst sowohl die ärztliche als auch die pflegerische und technische Versorgung.

Die bei der außerklinischen Beatmung erforderlichen ärztlichen und pflegerischen Dienstleistungen und technischen Hilfen (letztere geregelt insbesondere auf Basis der §§ 23, 27 und 33 SGB V) finanzieren sich aus verschiedenen Mitteln, so dass vor der definitiven Versorgung die Kostenübernahme geregelt sein muss. Obschon die Ansprüche der Versicherten durch Rechtsprechung und Gesetz mehr oder weniger klar geregelt wurden, war die Umsetzung der Rechtsnormen in der Vergangenheit oftmals für alle Seiten unbefriedigend gelöst und hat in der Folge häufig zu zahlreichen Diskussionen geführt. Durch das GKV-IPReG (GKV-Intensivpflege- und Rehabilitationsstärkungsgesetz)vom 23. Oktober 2020 (BGBl. I S. 2220 m.W.v. 29. Oktober 2020) wurden präzisierende Regelungen in den anspruchsbegründenden Sozialgesetzbüchern geschaffen. Die Umsetzung der Regelungen erfolgt in der ambulanten Versorgung sukzessive, in mehreren Etappen:

29.10.2020	In-Kraft-Treten der gesetzlichen Regelungen
29.10.2020	Anwendung in der stationären Versorgung
18.03.2022	In-Kraft-Treten der AKI-Richtlinie
Herbst 2022	Rahmenempfehlungen gemäß § 132I SGB V
ab 01.2023	Verordnung nach § 37c SGB V möglich
bis 10.2023	Abschluss von individuellen Versorgungsverträgen
31.10.2023	Altverordnungen verlieren Gültigkeit

Aufgrund der sukzessiven Umsetzung gelten die “alten” Regelungen auf Basis des § 37 SGB V weiter. Erst ab 01.01.2023 ist eine Verordnung nach § 37c SGB V möglich. Verordnungen von Leistungen der außerklinischen Intensivpflege auf Basis des § 37c SGB V erfolgen erst ab dem 1. Januar 2023. Alle Verordnungen die vor dem 01.01.2023, d.h. nach den ‚alten‘ Regelungen ausgestellt wurden, gelten jedoch zunächst noch weiter und verlieren erst am 31.10.2023 ihre Gültigkeit. Ambulante Leistungserbringer benötigen somit spätestens zum 01.11.2023 neue Versorgungsverträge. In der vollstationären Pflegeeinrichtung wurde jedoch bereits zum 29.10.2020 die Anwendung der neuen Regelungen für den Übergangszeitraum vorgezogen. Dies geht aus § 37 Abs. 2 Satz 3 2. Halbsatz SGB V hervor.

Die Vorschriften begründen keinen neuen Leistungsanspruch für Versicherte mit besonders hohem Behandlungsbedarf, sondern definieren im Gesetz den leistungsrechtlichen Anspruch auf außerklinische Intensivpflege nur erstmalig genau. Wichtig zu verstehen ist, dass der Gesetzgeber mit dem IPReG weder eine Leistungserweiterung noch eine Leistungseinschränkung der Versorgung vornehmen wollte, sondern alleiniges Ziel war – und ist es auch immer noch – den Anspruch der Versicherten aber auch die Pflichten der Leistungsträger (Kranken- und Pflegekassen) sowie die Aufgaben der Leistungserbringer (z.B. Pflegedienste und Sanitätshäuser) klar zu regeln. Wie komplex die Zusammenhänge sind, wird deutlich aus der schieren Menge an Regelungen, die bei der Versorgung zu beachten sind. So finden sich wichtige Regelungen und Erläuterungen insbesondere im SGB V, SGB IX und SGB XI, den Entwürfen zum RISG (Nicht umgesetzter, erster Entwurf des Reha- und Intensivpflege-Stärkungsgesetz) und IPReG inklusive deren erläuternden Begründungen, den Bundestagsdrucksachen 19/19368, 19/20720 und 19/14487 sowie den Richtlinien des Gemeinsamen Bundessauschusses (G-BA) und den dazugehörigen jeweiligen "Tragenden Gründen". Bei den G-BA Richtlinien sind insbesondere die für alle Beteiligten verbindlichen Richtlinien zur häuslichen Krankenpflege (HKP-RL), zur außerklinischen Intensivpflege (AKI-RL) und die Hilfsmittel-Richtlinie (HilfsM-RL) von Bedeutung.

Diese Regelungen betreffen die Versorgung der Versicherten der GKV in folgenden Lebensbereichen/Orten (vgl. § 1 Abs. 4 AKI-RL):

- a) in vollstationären Pflegeeinrichtungen, die Leistungen nach § 43 SGB XI erbringen
- b) in Einrichtungen im Sinne des § 43a Satz 1 in Verbindung mit § 71 Abs. 4 Nummer 1 SGB XI oder Räumlichkeiten im Sinne des § 43a Satz 3 in Verbindung mit § 71 Abs. 4 Nummer 3 SGB XI
- c) in einer Wohneinheit im Sinne des § 132l Abs. 5 Nummer 1 SGB V oder
- d) im Haushalt der oder des Versicherten oder in dem Haushalt der Familie der oder des Versicherten oder sonst
- e) an einem geeigneten Ort, insbesondere in betreuten Wohnformen, in Schulen, in Kindertagesstätten und in Werkstätten für behinderte Menschen

Außerklinische Intensivpflege kann damit für den Zeitraum eines Krankenhausaufenthalts und einer stationsäquivalenten psychiatrischen Behandlung nicht verordnet werden. Und auch für die Zeit des Aufenthalts in anderen Einrichtungen, in denen nach den gesetzlichen Bestimmungen Anspruch auf die Erbringung von medizinischer Behandlungspflege durch diese Einrichtungen besteht (z.B. in Rehabilitationseinrichtungen oder Hospizen), kann außerklinische Intensivpflege nicht verordnet werden.

Die Verordnung von außerklinischer Intensivpflege ist bei Versicherten zulässig, bei denen wegen Art, Schwere und Dauer der Erkrankung in den Fällen d) und e) die ständige Anwesenheit einer geeigneten Pflegefachkraft zur individuellen Kontrolle und Einsatzbereitschaft oder in den Fällen b) und c) ein vergleichbar intensiver Einsatz einer Pflegefachkraft notwendig ist, weil eine sofortige ärztliche oder pflegerische Intervention bei lebensbedrohlichen Situationen mit hoher Wahrscheinlichkeit täglich unvorhersehbar erforderlich ist, wobei die genauen Zeitpunkte und das genaue Ausmaß nicht im Voraus bestimmt werden können. Es ist zu empfehlen, dass die "hohe Wahrscheinlichkeit" durch eine belastbare ärztliche Prognose im Einzelfall belegt wird. Es ist nicht erforderlich, dass die lebensbedrohlichen Situationen tatsächlich täglich auftreten, ausreichend ist vielmehr, dass sie prospektiv betrachtet mit hoher Wahrscheinlichkeit täglich auftreten können. Hierbei kann jedoch nicht allein auf das Vorhandensein eines Tracheostomas abgehoben werden.

10.2. Die ärztliche, pflegerische und therapeutische Versorgung im Überblick

Die ärztliche Versorgung erfolgt nach den einschlägigen Vorschriften des SGB V zur ambulant ärztlichen Versorgung (§ 72 und folgende SGB V) und ist i.d.R. eindeutig geregelt. Der betreuende Arzt muss über hinreichende Erfahrungen in der Behandlung und Pflege von Beatmungspatienten verfügen und eng mit einem Beatmungszentrum zusammenarbeiten. Es gehört zu den Aufgaben des Beatmungszentrums, vor der Entlassung eines beatmeten Patienten in weitere häusliche Betreuung für die Mitbehandlung durch einen entsprechend qualifizierten Arzt zu sorgen. Zu den ärztlichen Aufgaben gehören insbesondere auch Hausbesuche, Kontrolle der Pflegeberichte, Überprüfung der Pflegeleistungen, Überprüfung und ggf. Anpassung der Beatmungsparameter ggf. in Absprache mit dem Beatmungszentrum, wenn unter ambulanten Bedingungen vertretbar, Anordnung und Auswertung von Blutgaskontrollen, ggf. Durchführung der kardiorespiratorischen Polygrafie, ggf. Tracheostomaversorgung und -revision, Beratung der pflegenden Angehörigen, Training von Notfallmaßnahmen, Verordnung spezieller Krankengymnastik und Atemtherapie,

Überprüfung und Verordnung von Hilfsmitteln und des Verbrauchsmaterials sowie Delegation von Injektionen und Infusionen. Besonders zu beachten ist die Verantwortung des Arztes für die von ihm verordnete Behandlungspflege. Er hat sich ständig über die fachliche Kompetenz und die Einhaltung der erforderlichen pflegerischen und allgemeinen Hygiene zu informieren und bei Mängeln für Abhilfe zu sorgen.

Da bei der pflegerischen Versorgung zwischen den Leistungen der gesetzlichen Krankenversicherung zur Behandlungspflege und den Leistungen der sozialen Pflegeversicherung zur Grundpflege unterschieden werden muss, gestaltet sich hier die Finanzierung und Kostenaufteilung regelhaft schwieriger.

Die pflegerischen Leistungen werden durch die nebeneinander stehenden, d.h. gemeinsam anzuwendenden §§ 37 und 37c SGB V präzisiert. Während § 37 SGB V allgemein regelt, wann Versicherte der GKV in ihrem Haushalt, ihrer Familie oder sonst an einem geeigneten Ort, insbesondere in betreuten Wohnformen, Schulen und Kindergärten – und bei besonders hohem Pflegebedarf auch in Werkstätten für behinderte Menschen – neben der ärztlichen Behandlung **häusliche Krankenpflege** durch geeignete Pflegekräfte erhalten, präzisiert § 37c SGB V diesen Anspruch nochmals genauer für die **außerklinische Intensivpflege.** Wichtig ist, dass die Leistungen nach § 37c SGB V nicht die Leistungen einer außerklinischen intensiven Behandlungspflege nach § 37 SGB V ersetzen (und umgekehrt), sondern diese ergänzen. Es sind auch bei außerklinischer Intensivpflege – welche vom Gesetzgeber sehr eng definiert wird – weiterhin Leistungen einer Krankenpflege über § 37 SGB V zu verordnen, von den Krankenkassen zu genehmigen und zu finanzieren. Es wird damit ein zusätzlicher und nicht ein alternativer Finanzierungstopf für die intensive Behandlungspflege aufgemacht, wenn die ständige Anwesenheit einer geeigneten Pflegefachkraft zur individuellen Kontrolle und Einsatzbereitschaft oder ein vergleichbar intensiver Einsatz einer Pflegefachkraft erforderlich ist.

Doch auch die Norm nach § 37c SGB V reicht allein nicht aus, die Vorgaben eindeutig zu definieren, sodass mit den AKI-RL weitere Vorgaben zur Erläuterung und Umsetzung des § 37c SGB V ins Leben gerufen wurden. Zugleich gilt aber auch weiterhin § 37 SGB V und die erläuternde HKP-RL inklusive Leistungsverzeichnis.

Grundsätzlich abzugrenzen sind somit drei leistungsrechtlich unterschiedliche Arten der pflegerischen Versorgung:

- Grundpflege
- häusliche Krankenpflege und
- die spezielle außerklinische Intensivpflege

Grundpflege

Zur Grundpflege gehören diejenigen körperbezogenen Pflegemaßnahmen, die der Körperpflege, der Ernährung und der Mobilität dienen, sie fallen in den Leistungsbereich der Pflegeversicherung und sind nach dem SGB XI geregelt. Die Leistungen der Pflegeversicherung umfassen zusätzlich hauswirtschaftliche Verrichtungen. Eine leistungsrechtliche Abgrenzung erfolgt durch das Pflegeversicherungsgesetz (SGB XI) und durch die Vorgaben des § 37 SGB V. Dennoch kann es Überschneidungen mit der (intensiven) Behandlungspflege geben, § 17 SGB XI und die auf dieser Basis bis zum 30.10.2023 zu erstellenden Richtlinien sind in diesen Fällen zu beachten. Danach erlässt der Medizinische Dienst Bund im Benehmen mit dem Spitzenverband Bund der Pflegekassen Richtlinien zur Feststellung des Zeitanteils, für den die Pflegeversicherung bei ambulant versorgten Pflegebedürftigen, die einen besonders hohen Bedarf an behandlungspflegerischen Leistungen haben und – die Leistungen nach § 36 Abs. 2 SGB XI ("Pflegesachleistung") und der häuslichen Krankenpflege nach § 37 Abs. 2 SGB V oder – die Leistungen der häuslichen Pflegehilfe nach § 36 SGB XI und der außerklinischen Intensivpflege nach § 37c SGB V beziehen, die hälftigen Kosten zu tragen hat (§ 17 Abs. 1b Satz 1 SGB XI).

Häusliche Krankenpflege

Die Behandlungspflege (häusliche Krankenpflege) umfasst alle ärztlich angeordneten Pflegeleistungen, die nicht der Grundpflege zuzuordnen sind und die den Einsatz qualifizierten Pflegepersonals erfordern, soweit nicht pflegende Angehörige in diese Tätigkeiten eingearbeitet werden können. Sie dienen der Verbesserung von Funktionsbeeinträchtigungen und der sich daraus ergebenden Symptome zum Erhalt und zur Förderung des Gesundheitszustandes, etwa bei der Versorgung von

Diabetikern, chronischen Wunden oder die Dekubitusversorgung.

Außerklinische Intensivpflege

Wesentliche Ziele der außerklinischen Intensivpflege, deren Leistungen sich an schwer Erkrankte richten, sind die über die Leistungen der Grundpflege und zugleich nach der HKP-Richtlinie hinausgehende Sicherstellung von Vitalfunktionen und die Vermeidung von lebensbedrohlichen Situationen und Komplikationen. Maßgabe ist dabei stets der individuelle Bedarf, und den berechtigten Wünschen der Versicherten ist zu entsprechen (vgl. § 1 Abs. 4 Satz 2 AKI-RL).

Um eine sichere Durchführung der nach AKI-RL verordneten Maßnahmen gewährleisten zu können, sind geeignete Rahmenbedingungen – explizit benannt werden bauliche, personelle und organisatorische und interne sowie externe Maßnahmen der Qualitätssicherung, zu gewährleisten. Dabei sei, so der Gemeinsame Bundesausschuss, insbesondere eine stabile fach- und sachgerechte Infrastruktur notwendig und die Rahmenempfehlungen nach § 132l Abs. 1 SGB V sind zu beachten. Es sind die Ressourcen im häuslichen Umfeld zu fördern und angemessen zu berücksichtigen.

10.3. Versorgungsziele der außerklinischen Intensivpflege

Die Ziele der außerklinischen Intensivpflege werden in der AKI-RL benannt und umfassen neben der Erhaltung, Förderung und Verbesserung der Patienten- und Versorgungssicherheit explizit auch die Verbesserung der Lebensqualität, wobei sich jedoch die Verbesserung der Lebensqualität nur auf die gesundheitsbezogene Lebensqualität im Rahmen des Leistungsumfangs der Krankenkassen bezieht.

Konkret heißt es in § 2 Abs. 2 AKI-RL: Die außerklinische Intensivpflege ist auf individuelle, patientenzentrierte Therapieziele auszurichten.

Therapieziele sind:

- die Sicherstellung von Vitalfunktionen
- die Vermeidung von lebensbedrohlichen Komplikationen
- die Verbesserung von Funktionsbeeinträchtigungen, die außerklinische Intensivpflege erforderlich machen und der sich daraus ergebenden Symptome zum Erhalt und zur Förderung des Gesundheitszustandes

Diese Therapieziele sind gemäß § 37c Abs. 1 Satz 5 SGB V i.V.m. § 6 Abs. 2 AKI-RL bei der Verordnung zu erörtern und gemeinsam mit notwendigen Kontextfaktoren zur Erreichung der Ziele in einem Behandlungsplan zu dokumentieren. Für mit Trachealkanüle versorgte und/oder beatmete Patienten werden sodann in § 2 Abs. 3 AKI-RL weitere, spezifische Ziele benannt: Danach besteht bei beatmeten oder trachealkanülierten Versicherten eine weitere Zielsetzung in der optimalen und individuellen Hinführung zur Dekanülierung, zur Entwöhnung von der invasiven Beatmung oder zur Umstellung auf eine nicht-invasive Beatmung. Bei im Rahmen der Erhebung nach § 5 AKI-RL festgestelltem perspektivischen Potential soll dieses im Verlauf der weiteren außerklinischen Versorgung, insbesondere der außerklinischen Intensivpflege, stabilisiert und gehoben werden.

Hierbei sind die erforderlichen Maßnahmen mit dem Ziel

- der ausreichenden Augmentierung der alveolären Ventilation
- der effektiven Therapie der Erkrankung und der Begleiterkrankungen, die zum *Weaning*-Versagen geführt haben
- der Wiederherstellung der atemmuskulären Kapazität sowie
- der Wiederherstellung der Schluckfunktion

zu ergreifen.

Daraus ergeben sich insbesondere folgende unterstützende Maßnahmen:

- die Verbesserung der Atemmechanik und des Gasaustausches
- die Reduktion des inadäquaten Atemantriebes und der Atmungsarbeit
- die Behandlung von Malnutrition und Katabolismus
- die Verbesserung der vegetativen und neuromuskulären Funktion
- die (Teil-)Mobilisation

- die Therapie der Dysphagie zur Verbesserung der Schluckfunktion und Wiederherstellung der Sprechfunktion
- die Rekonditionierung der atrophierten (Skelett-)Muskulatur
- die Verbesserung der Sekretclearance.

Besonderheiten sind gemäß § 2 Abs. 4 AKI-RL zudem zu beachten, wenn sich im Zuge der Umsetzung der o. g. Therapieziele und Maßnahmen bei beatmeten oder trachealkanülierten Versicherten ein Potenzial zur Beatmungsentwöhnung oder Dekanülierung ergibt. In diesen Fällen müssen durch ärztliche Veranlassung und in Abstimmung mit dem Patienten unverzüglich – d.h. ohne schuldhafte Verzögerung – weitere Maßnahmen eingeleitet werden. Der G-BA hebt hier insbesondere eine Einweisung in eine auf die Beatmungsentwöhnung oder Dekanülierung spezialisierte stationäre Einrichtung ab. Die Krankenkassen haben dies zu unterstützen, etwa durch Benennung von geeigneten Institutionen.

Bei Versicherten mit unmittelbar bestehendem Potential einer Entwöhnung, Dekanülierung oder Umstellung auf eine nicht-invasive Beatmung können Verordnungen von außerklinischer Intensivpflege nur bis zum Zeitpunkt des Entwöhnungsversuches in einer auf die Beatmungsentwöhnung spezialisierten stationären Einrichtung oder in einer auf Dysphagie spezialisierten Einrichtung ausgestellt werden.

Besteht bei beatmeten oder trachealkanülierten Patienten dagegen keine Aussicht auf nachhaltige Verbesserung der zu Grunde liegenden Funktionsstörung, ist die Zielsetzung insbesondere die Therapieoptimierung und damit die Verbesserung der Lebensqualität.

10.4. Leistungsinhalte der der außerklinischen Intensivpflege

Auch die möglichen Leistungsinhalte werden durch die AKI-RL definiert. Es zählen dazu die permanente Interventionsbereitschaft, Anwesenheit und Leistungserbringung durch eine (oder mehrere) geeignete Pflegefachkräfte über den gesamten Versorgungszeitraum zur Erbringung der medizinischen Behandlungspflege. Wichtig ist zu beachten, dass die gemäß § 3 Abs. 1 Satz 2 AKI-RL 2 aufgezählten Leistungsinhalte nur beispielhaft gemeint sind; dies wird durch den Gebrauch der Worte "können insbesondere" in Satz 2 deutlich. Zur medizinischen Behandlungspflege im Rahmen der außerklinischen Intensivpflege können somit – soweit individuell erforderlich – insbesondere gehören:

- die spezielle Überwachung des Gesundheitszustandes und die sich daraus ergebenden notwendigen Interventionen
- die Pflege des Tracheostomas und das Trachealkanülenmanagement
- das Sekretmanagement
- das Dysphagiemanagement
- die Bedienung und Überwachung eines Beatmungsgerätes
- die Anwendung von Inhalations- und Absauggeräten
- der Umgang mit einer Maske (inkl. An- und Aufsetzen) im Zusammenhang mit einer nichtinvasiven Beatmung
- die Erfassung und Bewertung von Vitalparametern
- die Einleitung und Durchführung von Notfallmaßnahmen und des Krisenmanagements
- die Anleitung der An- und Zugehörigen zur Stärkung ihrer Versorgungskompetenzen im Umgang mit der Erkrankung der oder des Versicherten, insbesondere bei der Versorgung von Kindern und Jugendlichen (im Gegensatz zu anderen Leistungsbereichen der GKV, etwa bei der Hilfsmittelversorgung, hier bis zur Vollendung des 18. Lebensjahrs) und jungen Volljährigen (vgl. § 1 Abs. 3 Satz 2 AKI-RL).

Die außerklinische Intensivpflege beinhaltet alle im zeitlichen Zusammenhang anfallenden erforderlichen Maßnahmen der medizinischen Behandlungspflege nach der Anlage der HKP-RL (sogenanntes Leistungsverzeichnis). Während des Versorgungszeitraums der außerklinischen Intensivpflege sind diese Leistungen durch die geeignete Pflegefachkraft zu erbringen, d.h., die Leistungen der medizinischen Behandlungspflege im Rahmen der häuslichen Krankenpflege können in diesen Fällen nicht separat verordnet werden, sondern sind Teil der Verordnung nach AKI-RL. Wenn aber die außerklinische Intensivpflege nicht 24 Stunden am Tag erbracht wird, kann jedoch neben dem Anspruch nach § 37c Abs. 1 Satz 1 SGB V für

Zeiträume außerhalb des Versorgungszeitraums der außerklinischen Intensivpflege ein Anspruch auf medizinische Behandlungspflege nach § 37 Abs. 2 Satz 1 SGB V bestehen und eine gesonderte Verordnung gemäß HKP-RL ist dann möglich.

Zu beachten ist, dass es sich bei den nach AKI-RL verordnungsfähigen Maßnahmen stets um pflegerische Maßnahmen handelt. Ärztliche Maßnahmen zur Diagnostik, Therapie und Beatmungsentwöhnung können als Leistungen der außerklinischen Intensivpflege nicht verordnet und von Leistungserbringern nach § 132l SGB V nicht erbracht werden. Die ärztlich verordneten Leistungen der Behandlungspflege nach §§ 37 oder 37c SGB V müssen stets delegierbar sein, also keine Kenntnisse und Qualifikationen erfordern, die ärztliche Expertise erfordern.

10.5. Physio- und ergotherapeutische Versorgung

In Abhängigkeit von der Grundkrankheit können bei allen beatmeten Patienten physio- und ergotherapeutische Maßnahmen sowie eine logopädische Behandlung erforderlich sein. Auch bei Erkrankungen des neuromuskulären Formenkreises kann die Physiotherapie auf den Verlauf positiv einwirken, obwohl sie keinen unmittelbaren Einfluss auf den Krankheitsprozess hat. Die ergänzende Behandlung durch zugelassene Therapeuten ist daher im Rahmen der vertragsärztlichen Versorgung verordnungsfähig, vgl. Heilmittelrichtlinien des G-BA.

10.6. Versorgung mit Hilfsmitteln im Rahmen der Gesetzlichen Krankenversicherung (GKV)

Gemäß § 33 SGB V steht den gesetzlich Krankenversicherten eine Vielfalt an medizinisch wirkenden und behinderungsausgleichenden oder behinderungsvorbeugenden Hilfsmitteln zu. Die Versicherten haben danach Anspruch auf die Versorgung mit Hilfsmitteln, die im Einzelfall erforderlich sind, um den Erfolg der Krankenbehandlung zu sichern, oder einer drohenden Behinderung vorzubeugen oder eine bereits manifestierte Behinderung auszugleichen. Die Hilfsmittel müssen im jeweils individuell zu prüfenden Einzelfall, d.h. nach den individuellen (körperlichen und geistigen) Verhältnissen des Versicherten, erforderlich sein, um den Erfolg einer Krankenbehandlung zu sichern oder eine Behinderung auszugleichen. Deutlich wird dies durch die für alle am Hilfsmittelversorgungsprozess beteiligten Personen verbindliche Hilfsmittelrichtlinie nach § 92 Abs. 1 Satz 2 Nr. 6 SGB V. So führt diese in § 6 Abs. 3 auf, dass die Notwendigkeit für die Verordnung von Hilfsmitteln – also die konkrete Indikation – sich nicht allein aus der Diagnose ergibt. Vielmehr sind unter Gesamtbetrachtung der funktionellen/strukturellen Schädigungen, der Beeinträchtigungen der Aktivitäten (Fähigkeitsstörungen), der noch verbliebenen Aktivitäten und einer störungsbildabhängigen Diagnostik, der Bedarf, die Fähigkeit zur Nutzung, die Prognose und das Ziel einer Hilfsmittelversorgung auf der Grundlage realistischer, für den Versicherten alltagsrelevanter Anforderungen zu ermitteln. Dabei sind die individuellen Kontextfaktoren in Bezug auf Person und Umwelt als Voraussetzung für das angestrebte Behandlungsziel zu berücksichtigen. Allein hieraus wird deutlich, dass eine Hilfsmittelversorgung niemals allein auf Basis einer einzelnen Diagnose ohne Berücksichtigung aller Kontextfaktoren beruhen kann. Wie § 33 SGB V und die Hilfsmittelrichtlinie führt auch die Rechtsprechung aus, dass eine Hilfsmittelversorgung immer individuell auf den Einzelfall abgestimmt sein muss.

Gemäß § 139 SGB V erstellt der Spitzenverband Bund der Krankenkassen (GKV-Spitzenverband) ein Hilfsmittelverzeichnis das von der Leistungspflicht der Gesetzlichen Krankenversicherung erfasste Hilfsmittel enthält. Das Verzeichnis ist systematisch strukturiert und thematisch in Produktgruppen, Produktuntergruppen, Produktarten und Einzelproduktbeschreibungen unterteilt. Aussagen zu Hilfsmitteln der Atemtherapie finden sich innerhalb der Produktgruppe (PG) 14 – Inhalations- und Atemtherapie. Verbrauchsmaterialien zur Versorgung eines Tracheostomas in der PG 12 (Hilfsmittel bei Tracheostoma) und Absauggeräte sowie Zubehör in der Produktgruppe 01 – Absauggeräte. Auch wenn das Hilfsmittelverzeichnis Definitionen und Aussagen zu Leistungsrecht, medizinischen Indikationen, Produktanforderungen und -informationen sowie allgemeine Hinweise zur Verordnung von Produkten zur Beatmungstherapie enthält, so ist es dennoch nicht abschließend und stellt keine Positivliste, sondern vielmehr eine Handlungsempfehlung für alle Beteiligten im Versorgungsprozess dar. So z.B. auch bestätigt durch die Hilfsmittelrichtlinien: "Das Hilfsmittelverzeichnis dient hierbei als Orientierungs- und Auslegungshilfe und bietet einen für Vergleichszwecke geeigneten Überblick." (siehe auch § 6 Abs. 5 HilfsM-RL).

Wie bereits dargelegt, hat bei einer Verordnung von Hilfsmitteln generell durch den Vertragsarzt eine Prüfung der kompletten Versorgungssituation unter Berücksichtigung aller individuellen, für die Versorgung relevanten Umstände vorauszugehen und die Versorgung muss nach individuellen Kriterien erfolgen. Dem behandelnden Arzt obliegt bei der Verordnung von Hilfsmitteln eine besondere Verantwortung. Er muss nach pflichtgemäßem Ermessen innerhalb des durch das Gesetz und die Richtlinie bestimmten Rahmens eine nach den Regeln der ärztlichen Kunst und dem allgemein anerkannten Stand der medizinischen Erkenntnisse ausreichende, zweckmäßige und wirtschaftliche Versorgung mit Hilfsmitteln dem Patienten zukommen lassen. Seine Verantwortung endet aber nicht mit der Ausstellung der Verordnung. Ergibt sich z.B. bei der Anpassung und Abgabe des Hilfsmittels, dass mit dem verordneten Hilfsmittel voraussichtlich das Versorgungsziel nicht erreicht werden kann oder dass der Patient in vorab nicht einschätzbarer Weise auf das Hilfsmittel reagiert, hat der Lieferant (Leistungserbringer, Vertragspartner) darüber unverzüglich den Vertragsarzt, der die Verordnung ausgestellt hat zu informieren. Der Vertragsarzt prüft dann, ob eine Änderung oder Ergänzung der Hilfsmittelverordnung notwendig ist. Er soll auch prüfen, ob das abgegebene Hilfsmittel seiner Verordnung entspricht und den vorgesehenen Zweck erfüllt.

Für die Versorgung mit Hilfsmitteln gilt, dass die Notwendigkeit der Versorgung exakt und individuell zu ermitteln ist, insbesondere dann, wenn es sich um dauerhafte, technisch aufwendige, ggf. auch problematische und kostenintensive Hilfsmittelversorgungen handelt. Die Formulierung in § 6 Abs. 3 HilfsM-RL besagt, dass die Betrachtung störungsbildabhängig durchzuführen ist und konkretisiert, dass hier keine Überdiagnostik betrieben werden soll, sondern dass der Arzt auswählt, was er an Befunden zu berücksichtigen hat. Erhebungsbögen können hier eine wichtige Steuerungsfunktion übernehmen. Da auch die Versicherten bei der Ermittlung der Notwendigkeit einer Verordnung einzubinden sind, vgl. auch § 33 SGB I, zugleich aber nicht medizinisch begründbare, ggf. auch emotional geprägte Wünsche nicht durch die GKV berücksichtigt werden können, führen die Erhebungsbögen die erforderlichen Entscheidungen auf Basis der aktuellen medizinischen und pflegerischen Erkenntnisse auf.

Nicht zuletzt können Erhebungsbögen aber auch dazu genutzt werden, bei strittigen oder kostspieligen Hilfsmittelversorgungen die durch den Gesetzgeber geforderte zweckmäßige, ausreichende und wirtschaftliche Versorgung umzusetzen. Regelhaft genutzt werden die Bögen durch den Verordner und die Versorger. Aber auch die Kostenträger und die ggf. gemäß § 275 SGB V zur Prüfung oder Evaluierung der Versorgung eingeschalteten Gutachterdienste (Medizinischer Dienst) können die Bögen zur Leistungsentscheidung (Kostenträger) bzw. Versorgungsempfehlung einsetzen.

Zwar sind die Bögen nicht verbindlich und die Nutzung kann nicht die Verwendung der vereinbarten Vordruckmuster (Rezeptformulare) ersetzen, siehe hierzu § 7 Abs.1 HilfsM-RL. Da aber in der Verordnung das Hilfsmittel so eindeutig wie möglich zu bezeichnen ist, und alle für die individuelle Versorgung oder Therapie erforderlichen Einzelangaben zu machen sind, kann die Nutzung des Erhebungsbogens hier den Arbeitsablauf der Verordner doch deutlich erleichtern. Denn gemäß § 7 Abs. 2 HilfsM-RL soll der Vertragsarzt unter Nennung der Diagnose und des Datums insbesondere die Bezeichnung des Hilfsmittels nach Maßgabe des Hilfsmittelverzeichnisses (soweit dort aufgeführt), die Anzahl und ggf. weitere Hinweise (z.B. über Zweckbestimmung, Art der Herstellung, Material, Abmessungen) angeben. In gleicher Rechtsnorm wird sogar explizit darauf hingewiesen, dass ggf. die notwendigen Angaben der Verordnung gesondert beizufügen sind. Der Verordner soll danach auch vorrangig die jeweilige Produktart entsprechend dem Hilfsmittelverzeichnis benennen, bzw. die siebenstellige Positionsnummer angeben. Das konkrete Einzelprodukt, im Hilfsmittelverzeichnis bezeichnet durch die zehnstellige Positionsnummer, wird dann vom Leistungserbringer nach Maßgabe der mit den Krankenkassen abgeschlossenen Verträge zur wirtschaftlichen Versorgung mit dem Versicherten ausgewählt. Hält es aber der verordnende Arzt aus medizinischen Gründen für erforderlich, ein spezielles Hilfsmittel einzusetzen, welches bei der Beatmungstherapie regelmäßig der Fall sein wird, so bleibt es ihm freigestellt, in diesen Fällen eine spezifische Einzelproduktverordnung durchzuführen, eine entsprechende Begründung ist dann aber erforderlich, hierzu können wieder die Erhebungsbögen genutzt werden.

Zu den verordnungsfähigen Hilfsmitteln zählen auch Zubehörteile, ohne die die Basisprodukte nicht oder nicht zweckentsprechend betrieben werden können, wie z.B. Befeuchtereinheiten für ein Beatmungsgerät oder zusätzliche Akkus für den mobilen Einsatz. Der Anspruch umfasst ferner die notwendige Änderung, Instandsetzung und Ersatzbeschaffung von Hilfsmitteln, sowie zusätzliche Maßnahmen wie Einweisungen (Ausbildung) in den Gebrauch und die Bedienung der Produkte, Durchführung von Maßnahmen der Instandhaltung (Wartung, Kontrollen, Reparaturen etc.), Durchführung von messtechnischen und sicherheitstechnischen Kontrollen (MTK und STK) und der erforderlichen Dokumentation. Die Vorgaben der Medizinprodukte-Betreiberverordnung (MPBetreibV), aber auch der Europäischen Gesetzgebung (EU-Verordnung 2017/745 – MDR) sind einzuhalten.

Gemäß § 4 MPBetreibV sind gesetzliche Kranken- und Pflegekassen oder private Krankenversicherungsunternehmen zwar keine Betreiber von Medizinprodukten. Im Interesse ihrer Versicherten müssen sie aber in Bezug auf die Sicherheit der Medizinprodukte die Pflichten eines Betreibers übernehmen. Dieser Versorgungsanspruch wird in der Regel dadurch erfüllt, dass ein Dritter, z.B. ein Sanitätshaus oder ein Händler, dem Patienten im Auftrag des Leistungsträgers das Medizinprodukt zur Verfügung stellt und die notwendigen Aufgaben übernimmt. Dies muss zwischen den Leistungsträgern und den Leistungserbringern vertraglich geregelt werden, damit die aus den Betreiberpflichten folgenden Aufgaben auch auf diesen Dritten übertragen werden können. Zusammenfassend ist festzuhalten, dass der Leistungserbringer weder Betreiber noch Anwender ist, jedoch ggf. die Aufgaben eines Betreibers wahrzunehmen hat, soweit sie ihm vertraglich übertragen wurden. Die Verantwortung des Betreibers jedoch kann nicht vertraglich übertragen werden und verbleibt bei der Krankenkasse. Das heißt, die Aufgaben können delegiert werden, nicht jedoch die Verantwortung; es muss eine Kontrolle des Leistungserbringers durch den Leistungsträger erfolgen.

Die Regelung greift die Verpflichtung aus § 33 Abs. 1 Satz 4 SGB V auf, erstreckt sich jedoch auch auf den Bereich außerhalb des Geltungsbereiches des SGB V. Da das Anwenden der Medizinprodukte in häuslicher Umgebung oder im sonstigen privaten Umfeld erfolgt, sind Besonderheiten zu beachten. So ist z.B. der Leistungsträger dafür verantwortlich, dass alle Anwender, nicht nur die Versicherten selbst, in das Hilfsmittel eingewiesen werden. Auf eine Einweisung kann generell nicht verzichtet werden auch, wenn statt des Versicherten selbst oder seiner Angehörigen professionelles Personal eines ambulanten Pflegedienstes den Versicherten beim Einsatz dieses Medizinprodukts unterstützt. Die erforderlichen Regelungen im Einzelfall sind immer den Verträgen zu entnehmen.

Das Anwenden im sonstigen privaten Umfeld betrifft auch Medizinprodukte, die zur Anwendung außerhalb der häuslichen Umgebung vorgesehen sind. Dies sind zum Beispiel Beatmungsgeräte, die an Rollstühle zur Nutzung "im Freien" angebracht wurden. Das Anwenden im sonstigen privaten Umfeld umfasst damit auch die Fälle, in denen der Patient die Medizinprodukte z.B. während der Mobilität benutzt (etwa Sauerstoffanreicherungsgeräte). Auch wenn ein Patient ein ihm von der Krankenasse überlassenes Medizinprodukt für den Aufenthalt in einer Gesundheitseinrichtung mitnimmt, verbleiben die Betreiberpflichten bei dem Versorgenden bzw. dem Bereitstellenden. Die aufnehmende Gesundheitseinrichtung (z.B. Pflegeheim) wird in einem solchen Fall nicht Betreiber des mitgebrachten Medizinproduktes.

Mehrfachversorgungen von funktionsgleichen Produkten sind gemäß Hilfsmittelrichtlinie (§ 6 Abs. 7) möglich, wenn dies aus medizinischen, hygienischen oder sicherheitstechnischen Gründen notwendig oder aufgrund der besonderen Beanspruchung durch den Versicherten zweckmäßig und wirtschaftlich ist. Dies ist z.B. bei Beatmungsgeräten für vom Gerät abhängige Menschen oder bei Absauggeräten bei invasiv Beatmeten der Fall. Hinweise hierzu ergeben sich auch aus dem Hilfsmittelverzeichnis.

Abzugrenzen von den Hilfsmitteln der GKV sind die Pflegehilfsmittel der sozialen Pflegeversicherung, welche aber in der Beatmungsversorgung eine eher untergeordnete Rolle spielen. Pflegehilfsmittel sind bewegliche sächliche Mittel bzw. technische Produkte, die zur Erleichterung der Pflege oder zur Linderung der Beschwerden des Pflegebedürftigen beitragen oder ihm eine selbstständigere Lebensführung ermöglichen, z.B. Pflegebetten oder Notrufsysteme. Ein Versorgungsanspruch zu Lasten der Pflegeversicherung ist nur gegeben, soweit die Produkte nicht wegen Krankheit oder Behinderung von der Krankenversicherung oder anderen zuständigen Leistungsträgern zu gewähren sind (vgl. § 40 SGB XI).

10.7. Literatur

Richter, Ronald; Intensivpflege und das GKV-IPReG – Impulse für ambulante und stationäre Leistungserbringer; Vincentz-Verlag, Hannover 2022

Richtlinie über die Verordnung von außerklinischer Intensivpflege (AKI-RL)
https://www.g-ba.de/richtlinien/123/

Richtlinie über die Verordnung von häuslicher Krankenpflege (HKP-RL)
https://www.g-ba.de/richtlinien/11/

Richtlinie über die Verordnung von Hilfsmitteln in der vertragsärztlichen Versorgung (HilfsM-RL)
https://www.g-ba.de/richtlinien/13/

Richtlinie über die Verordnung von Heilmitteln in der vertragsärztlichen Versorgung (HeilM-RL)
https://www.bundestag.de/drucksachen

Bundestagsdrucksachen 19/19368, 19/20720 und 19/14487
https://www.bundestag.de/drucksachen

Deutsche Rechtsnormen (z. B. SGB I, V, IX, XI, MPBetreibV) https://www.buzer.de

EU-Verordnung 2017/745 (MDR
https://lexparency.de/eu/MDR/

Index

L

M

N

O

P

Q

R

S

T

U

V

X

Z